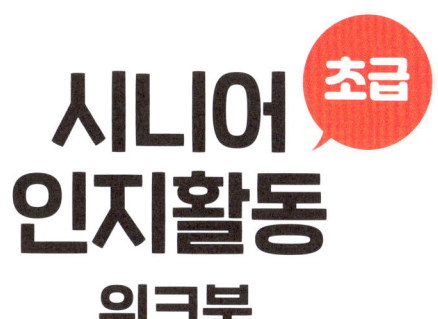

시니어 인지활동 워크북 초급

시니어 인지활동 워크북 초급

초판 1쇄 발행 2025년 10월 15일

지은이 윤소영

펴낸곳 스누북스
주소 08826 서울 관악구 관악로 1
도서주문 02-889-4424, 02-880-7995
홈페이지 www.snupress.com
페이스북 @snupress1947
인스타그램 @snupress
이메일 snubook@snu.ac.kr
출판등록 제15-3호

ISBN 978-89-521-3924-5 04510
      978-89-521-3925-2 (세트)

ⓒ 윤소영, 2025

이 책은 저작권법에 의해서 보호를 받는 저작물이므로
무단 전재와 복제를 금합니다.

시니어 인지활동 워크북

초급

윤소영
한국실버교육협회

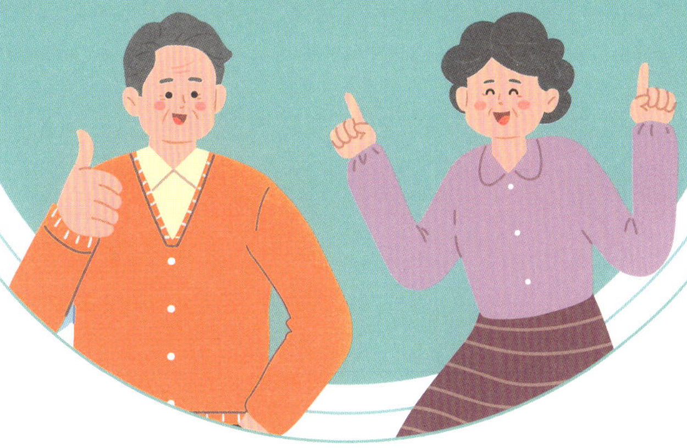

스누북스
SNUbooks

머리말

초고령화 사회로의 빠른 진입 속도만큼 우리나라도 노인 세대를 위한 대책들이 시급하게 되었고, 다양하고 새로운 노인 교육 프로그램에 대한 필요성도 증대되고 있다. 노년기의 교육은 변화하는 시대에 적응하기 위해서나, 늘어난 자유 시간을 취미·여가 활동을 하며 건강하게 보내기 위해서도 필요하지만, 무엇보다 치매에 걸리지 않고 건강하게 노년기를 보내기 위해 필요하다.

치매는 기억력, 언어 능력, 주의 집중력, 시공간 능력, 지남력, 판단력 등 인지기능에 문제가 생기는 질병이다. 인지기능은 중년까지는 비교적 안정적으로 유지되다 고령으로 갈수록 감소되는데, 다행히 교육이나 취미 활동, 신체, 두뇌 자극 활동 등을 지속적으로 했을 때 인지기능을 유지하거나 향상시킬 수 있다.

이 워크북은 인지기능 향상을 위해 두뇌 자극을 경험할 수 있도록 좌뇌와 우뇌를 골고루 자극하는 유형의 문제들로 구성되어 있다. 또한 노년 세대에게 친근한 소재와 주제를 사용하여 추억을 회상하며 공감할 수 있는 문제들을 실어 두었다. 인지 능력에 따라 난이도에 맞게 선택할 수 있도록 초급-중급-고급으로 구성해 두었다.

평생교육과 노년기 삶의 질에 대한 관심이 높아지고 있는 만큼 이 워크북이 노년기의 건강한 인지기능 유지와 향상에 도움이 되기를 바라며, 이를 통해 노년기 삶의 질을 높이는 데 기여하기를 희망한다.

윤소영

추천의 글

현재 한국의 노인 인구는 매우 빠르게 증가하고 있습니다. 이미 2024년 말에 65세 이상 인구 비율이 전체 인구의 20퍼센트를 넘어 초고령 사회로 진입했다는 뉴스도 보도되었습니다. 실제로 한국의 초고령 사회로의 전환은 그 속도가 빠른 것으로 알려졌던 이웃 나라 일본보다 훨씬 빠르게 진행되었습니다. 안타깝게도 우리 사회는 이미 노인이 훨씬 많이 보이고 젊은 사람은 별로 보이지 않습니다. 그러나 우리나라는 이처럼 눈앞에 닥친 위기에 대한 대비가 아직 너무도 부족합니다. 현재 사회보장이나 의료, 그리고 노동 시장의 시스템 수준에서 제도적으로 많은 변화가 일어나고 있어야 하지만 불행히도 그렇지 못한 것이 현실입니다. 이처럼 불안정하고 변화가 심한 시기에 우리 사회의 노인들에게 필요한 것은 무엇일까요?

아마도 노년기의 몸과 마음을 어떻게 잘 다스리면서 스스로의 행복을 지켜 나갈 수 있는지에 대한 가이드가 필요할 것입니다. 허나 현실은 각종 매체에서 치매로 인한 퇴행성 뇌질환에 대한 보도를 비롯해서, 노년기에 접어들면 몸과 마음이 모두 쇠퇴하며 안 좋은 일만 생기는 것으로 묘사하는 경우가 허다합니다. 그러면 실제로 노년기는 젊음이라는 밝음이 사라진 어두움으로 가득 찬 시기일까요? 그렇지 않습니다. 우리 뇌는 세상에서 새로운 것을 경험하면 비슷한 일이 다시 발생할 경우 그 경험을 바탕으로 대처할 수 있도록 뇌 속에 인지적 모델을 만듭니다. 특히 이는 우리 뇌의 해마가 하는 중요한 기능 중 하나입니다. 인지적 모델은 개인의 발달 과정에서 다양한 사례에 실제로 적용되면서 다듬어지고 조정되는 과정을 거칩니다. 이를 통해 인생의 장년

기와 노년기에 이르면 웬만한 사례들은 매끄럽게 소화할 수 있는 제법 쓸 만한 모델이 완성됩니다.

우리 몸의 다른 장기들과 달리 뇌는 많은 경험을 하는 과정에서 일어나는 학습을 통해 조금씩 변화를 하면 할수록 더 쓸모가 있게 되는 가소성을 갖고 있습니다. 어느 분야에서든 몇십 년 동안 산전수전을 다 겪은 베테랑은 젊은 사람들이 당황하여 어쩔 줄 몰라 하는 경우에도 침착하게 사태를 해결하는 모습을 영화나 주변에서 보신 적이 있으실 겁니다. 따라서 나이가 들면 저절로 뇌의 기능이 쇠퇴하고 젊은 뇌에 비해 보잘것없어지는 뇌가 되는 것은 절대 아닙니다. 하지만 여기에는 중요한 전제가 하나 있습니다. 즉, 노년기에도 뇌를 여러 인지적 상황에서 계속 활용하면서 자신이 평생 동안 가꿔 온 인지적 모델들을 쉬지 않고 쓴다는 전제하에 노년기의 뇌는 우수한 뇌라고 할 수 있습니다.

『시니어 인지활동 워크북』은 노년기의 뇌가 평생 동안 가꿔 온 소중한 인지적 모델들이 녹슬지 않도록 계속 활성화하기 위한 도구로 쓰일 수 있습니다. 워크북의 여러 과제들을 직접 해보면서 뇌가 사물을 알아보는 재인 기억, 기억을 바탕으로 한 추론, 주의 집중, 공간 기억 등 일상생활에서 뇌가 인지적으로 동원되는 다양한 상황들을 마주하며 뇌를 훈련할 수 있습니다. 더 나아가 워크북의 과제를 일상생활 속에 적용하며 뇌를 인지적으로 훈련시킨다면 뇌세포들의 연결과 신경망의 연결이 더욱 공고해지면서 노화로 인한 인지 저하를 예방하는 효과가 있을 것으로 예상됩니다.

매일매일 사용하면서도 잘 정비한 중고차는 주행거리에 상관없이 매우 오랫동안 자동차로서의 기능을 충실히 잘 수행합니다. 마찬가지로, 우리 뇌 역시 매일매일 쉬지 않고 써주고 충분한 수면과 휴식을 해주면 오랫동안 쇠퇴하지 않고 잘 기능할 수 있도록 설계되어 있음을 믿습니다. 『시니어 인지활동 워크북』 시리즈가 노년기에도 당당하고 행복한 삶을 누리는 데 기여하기를 바랍니다.

서울대학교 뇌인지과학과 교수
이인아

차례

머리말 4
추천의 글 5
이 책의 활용법 10

1주 차
없는 색 찾기 12
어울리지 않는 것은? 13
다른 탈 찾기 14
자라면 무엇이 될까요? 15
짝 찾기 16
단어 찾기 17
쉬어 가는 페이지 미로 찾기 18

2주 차
반지 나눠 담기 19
그림자 방향 찾기 20
몇 개인가요? 21
양이 다른 수박 찾기 22
단어 찾기 23
단어 연결하기 24
쉬어 가는 페이지 점 연결하기 25

3주 차
가장 긴 것 찾기 26
같은 그림 찾기 27
끝말잇기 28
잘린 도형 찾기 29
같은 계절 사진 찾기 30
바다 생물 찾기 31
쉬어 가는 페이지 선 따라가기 32

4주 차
관련 있는 것끼리 연결하기 33
잘린 사진 조각 맞추기 34
다른 모양 찾기 35
꽃 이름 찾기 36
수 계산하기 37
십이지신 색칠하기 38
쉬어 가는 페이지 미로 찾기 39

5주 차
단어 찾기   40
조각 맞추기   41
달라진 곳 찾기   42
지명 찾기   43
속담과 관련된 그림 찾기   44
틀린 그림 찾기   45
(쉬어 가는 페이지) 점 연결하기   46

6주 차
초성 퀴즈   47
다른 그림 찾기   48
가운데 들어갈 글자 찾기   49
조합 연결하기   50
관련 있는 것끼리 연결하기   51
규칙대로 계산하기   52
(쉬어 가는 페이지) 사다리 타기   53

7주 차
공통으로 들어갈 글자 찾기   54
어떤 그림이 될까요?   55
음식 찾기   56
틀린 그림 찾기   57
필요한 도구 연결하기   58
같은 그림 찾기   59
(쉬어 가는 페이지) 선 따라가기   60

8주 차
단어 만들기   61
일기예보 보기   62
시계 보기   63
달라진 곳 찾기   64
채소 기억하기   65
(쉬어 가는 페이지) 숨은 그림 찾기   67

정답   69

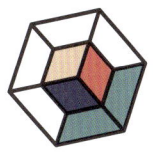

이 책의 활용법

1. 매일 규칙적으로 풀어 보세요.

인지 능력 향상과 유지를 위해 매일 한 페이지씩 규칙적으로 풀어 보세요. 한 페이지씩 풀 경우 8주(약 두 달), 두 페이지씩 풀 경우 4주(약 한 달) 소요됩니다.

2. 문제를 풀기 전 날짜와 요일을 적는 습관을 들여 보세요.

년   월   일   요일

문제의 우측 상단에는 날짜와 요일을 적는 칸이 있습니다. 문제를 풀기 전 날짜와 요일을 적는 습관을 들이면 날짜와 요일 지남력이 떨어지는 것을 예방할 수 있습니다.

3. 체감 난이도를 기록해 보세요.

체감 난이도 ☆☆☆☆☆

문제의 좌측 상단에는 체감 난이도를 체크하는 칸이 있습니다. 문제를 풀고 나서 문제의 난이도에 대한 주관적인 느낌을 아래와 같이 체크합니다.

매우 쉽다	★☆☆☆☆
조금 쉽다	★★☆☆☆
보통이다	★★★☆☆
조금 어렵다	★★★★☆
매우 어렵다	★★★★★

어려웠던 문제는 '조금 어렵다(★★★★☆)'나 '매우 어렵다(★★★★★)'를 표시하고 시간이 지난 후 다시 풀어 보세요.

4. **한 페이지에 두 문제 이상이 등장할 경우, 문제를 순서대로 하나씩 풀어 보세요.**

① 첫 번째 문제를 풀 때는 최대한 메모를 하지 말고 눈으로 기억하며 풀어 보세요.

② 두 번째 문제는 첫 번째 문제를 풀고 나서 정리하는 마음으로 풀어 보세요.

③ 헷갈리거나 어려웠던 문제는 표시해 두고 종종 확인하여 기억력을 높여 보세요.

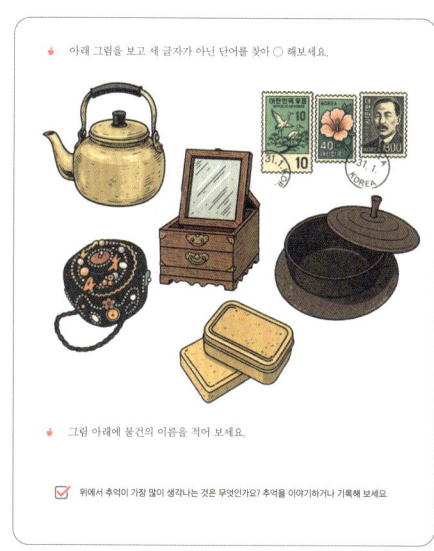

5. **문제 하단의 다양한 부가 질문에도 답해 보세요.**

문제 하단에는 아래와 같이 추억이나 경험, 소망 등을 묻는 부가 질문이 있습니다. 혼자 문제를 푸는 경우 교재 여백에 답을 적고, 누군가와 함께 문제를 푸는 경우나 대화를 나눌 상대가 있는 경우 이야기를 나누어도 좋습니다.

- ☑ 좋아했던 가수 이름과 노래 제목을 적어 보세요.
- ☑ 어렸을 때 주로 했던 놀이 이름을 적어 보세요.

6. **워크북을 다 푼 후 어렵게 느껴진 영역을 확인해 보세요.**

워크북을 다 풀고 기억력, 언어 능력, 수 계산 능력, 시공간 능력, 주의 집중력, 판단력 중 어떤 유형의 문제를 어렵게 느꼈는지 확인해 보고 평소에도 해당 능력을 키우기 위해 노력해 보세요.

체감 난이도 ☆☆☆☆☆

없는 색 찾기

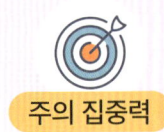
주의 집중력

년　월　일　요일

- 꽃다발에 없는 색을 찾아보세요.

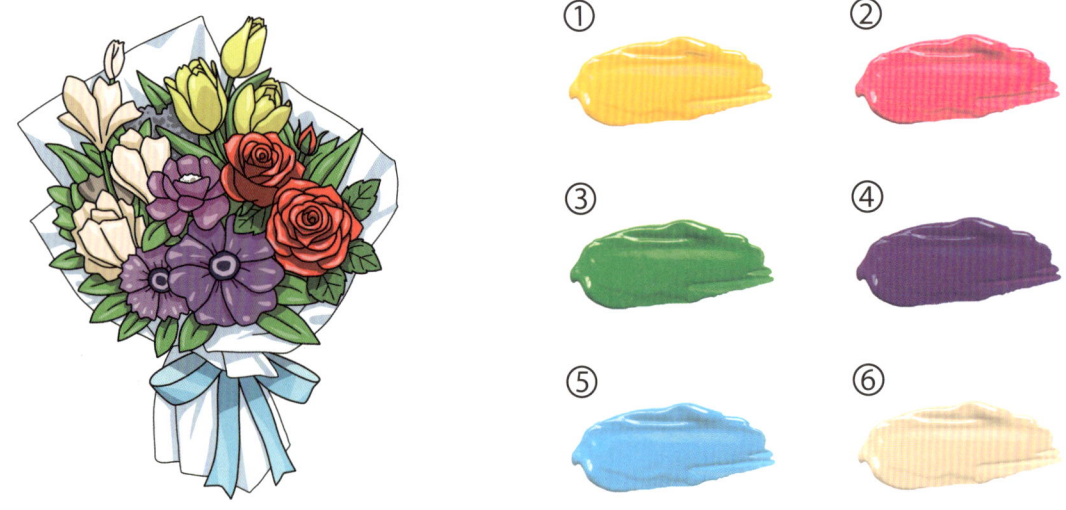

- 케이크에 없는 색을 찾아보세요.

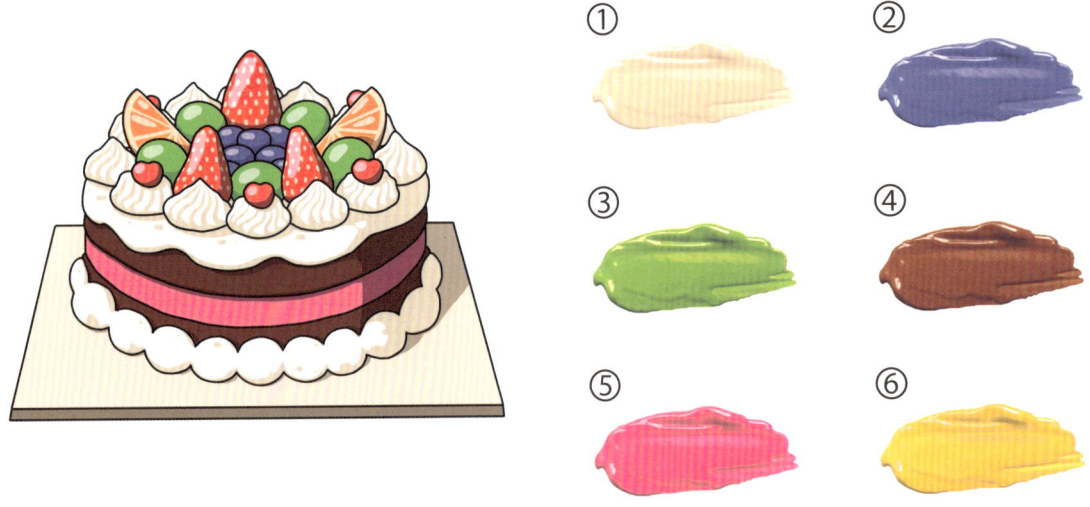

✓ 케이크나 꽃다발을 받을 수 있는 날을 3가지 적어 보세요.

체감 난이도 ☆☆☆☆☆

년 월 일 요일

어울리지 않는 것은?

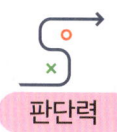
판단력

🍎 4개의 그림 중 다른 3개와 어울리지 않는 1개를 찾아 ○ 해보세요.

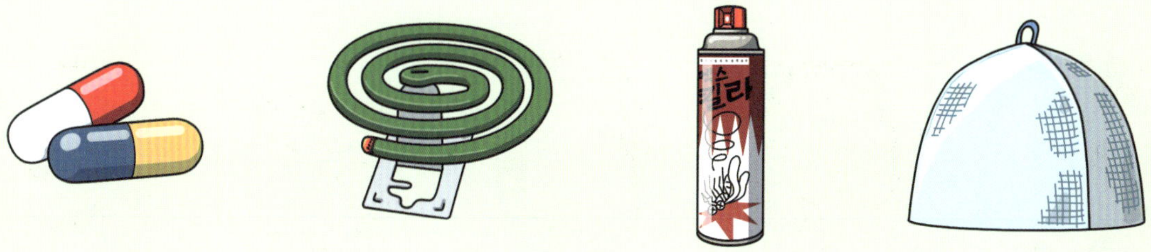

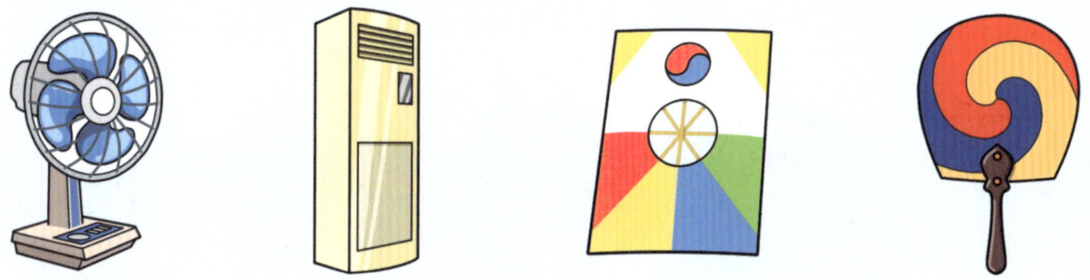

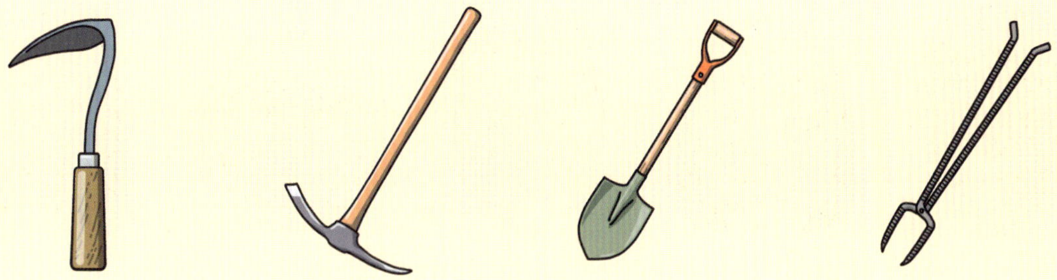

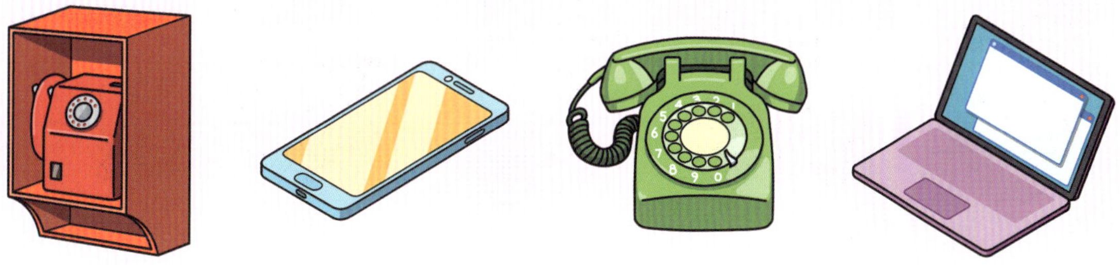

🍎 그림 아래에 물건의 이름을 적어 보세요.

체감 난이도 ☆☆☆☆☆

다른 탈 찾기

년 월 일 요일

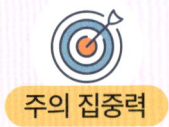
주의 집중력

🍰 위와 아래의 탈 그림을 비교해 보고, 달라진 탈 2개를 찾아 아래 그림에 ○ 해 보세요.

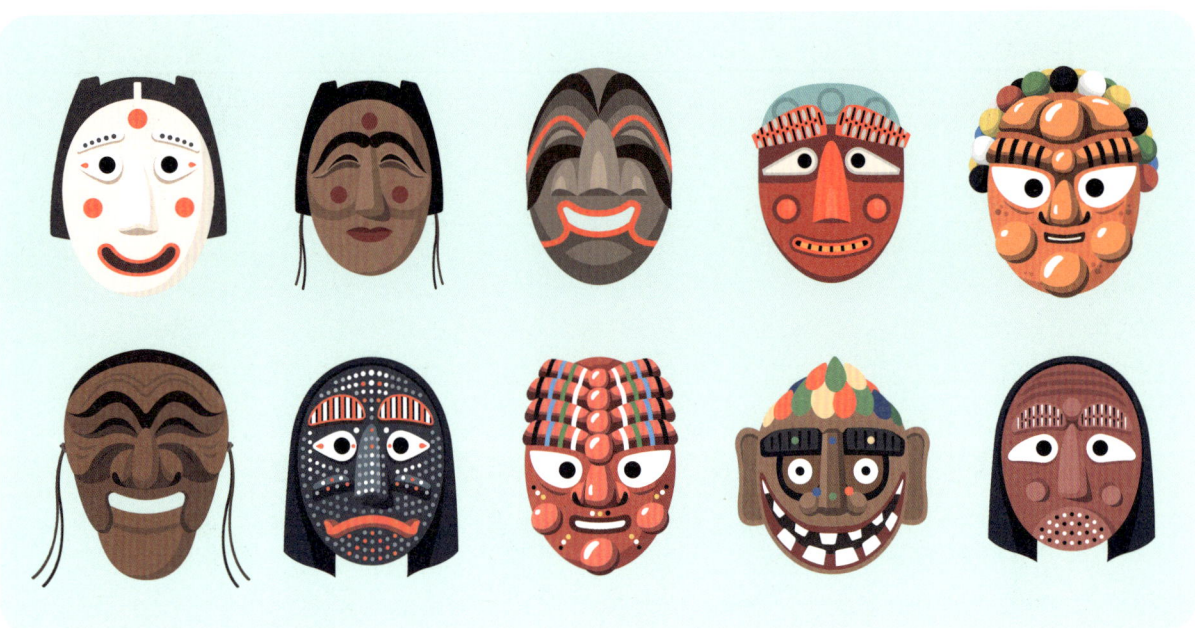

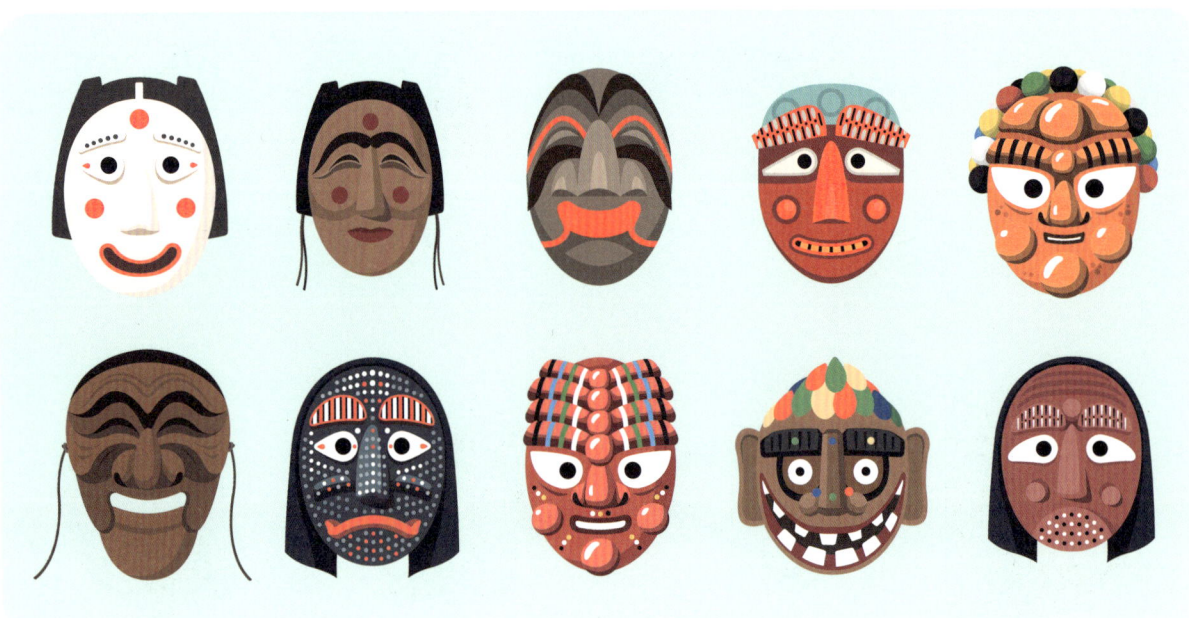

 탈과 관련된 추억을 적어 보세요.

체감 난이도 ☆☆☆☆☆   년   월   일   요일

자라면 무엇이 될까요?

판단력

🍎 왼쪽이 자라면 무엇이 될지 오른쪽 사진에서 찾아 선으로 연결해 보세요.

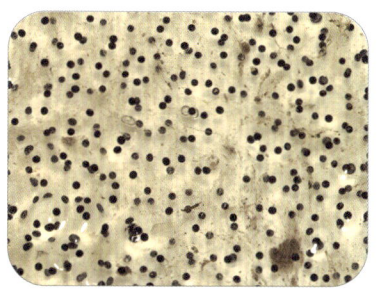   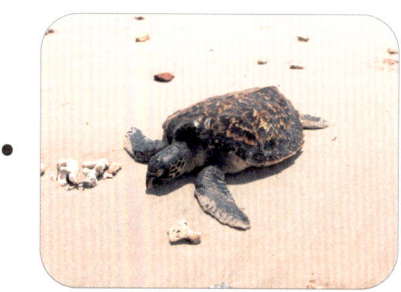

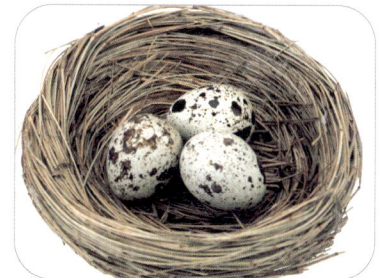   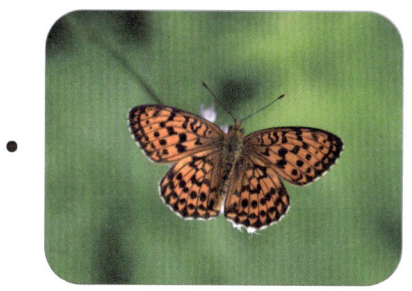

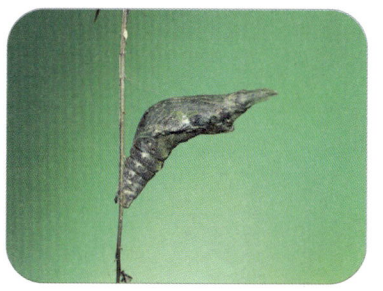   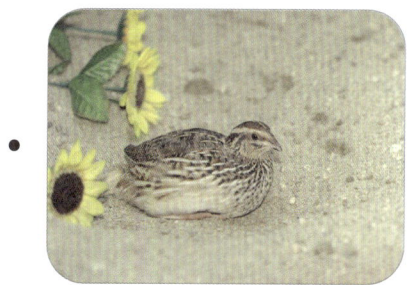

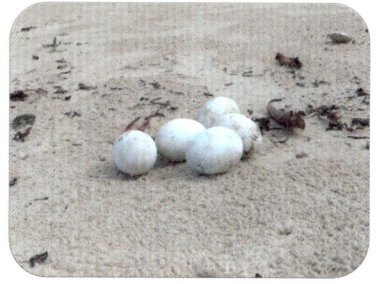   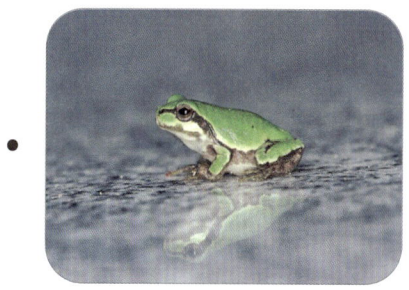

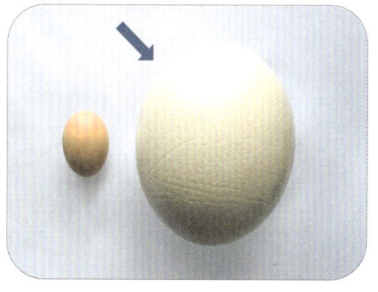   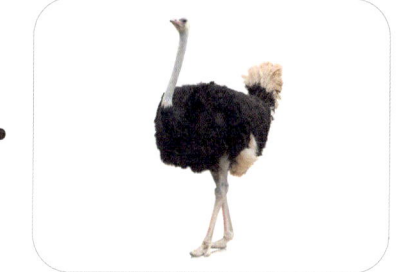

🍎 사진 아래에 이름을 적어 보세요.

| 체감 난이도 ☆☆☆☆☆ | 년 월 일 요일 |

짝 찾기

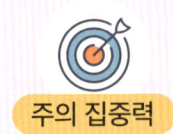
주의 집중력

🍎 짝이 있는 그림을 찾아 지워 나갈 때, 마지막에 짝이 되지 않고 남는 것은 무슨 그림인지 찾아 ○ 해보세요.

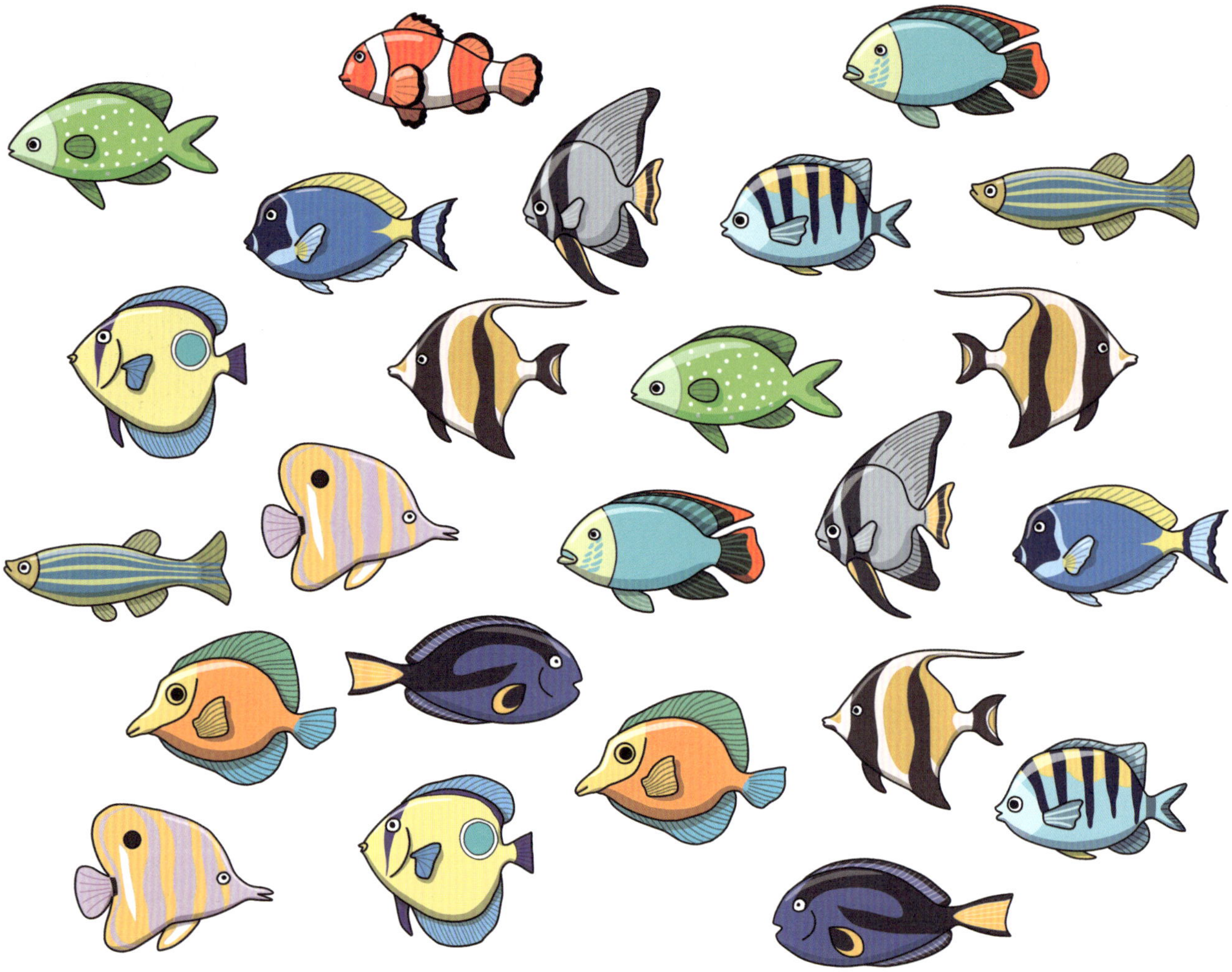

🍎 정답 2개를 비슷하게 그려 보세요.

체감 난이도 ☆☆☆☆☆

단어 찾기

년   월   일   요일

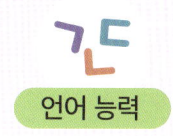
언어 능력

🍵 아래 그림을 보고 세 글자가 아닌 단어를 찾아 ○ 해보세요.

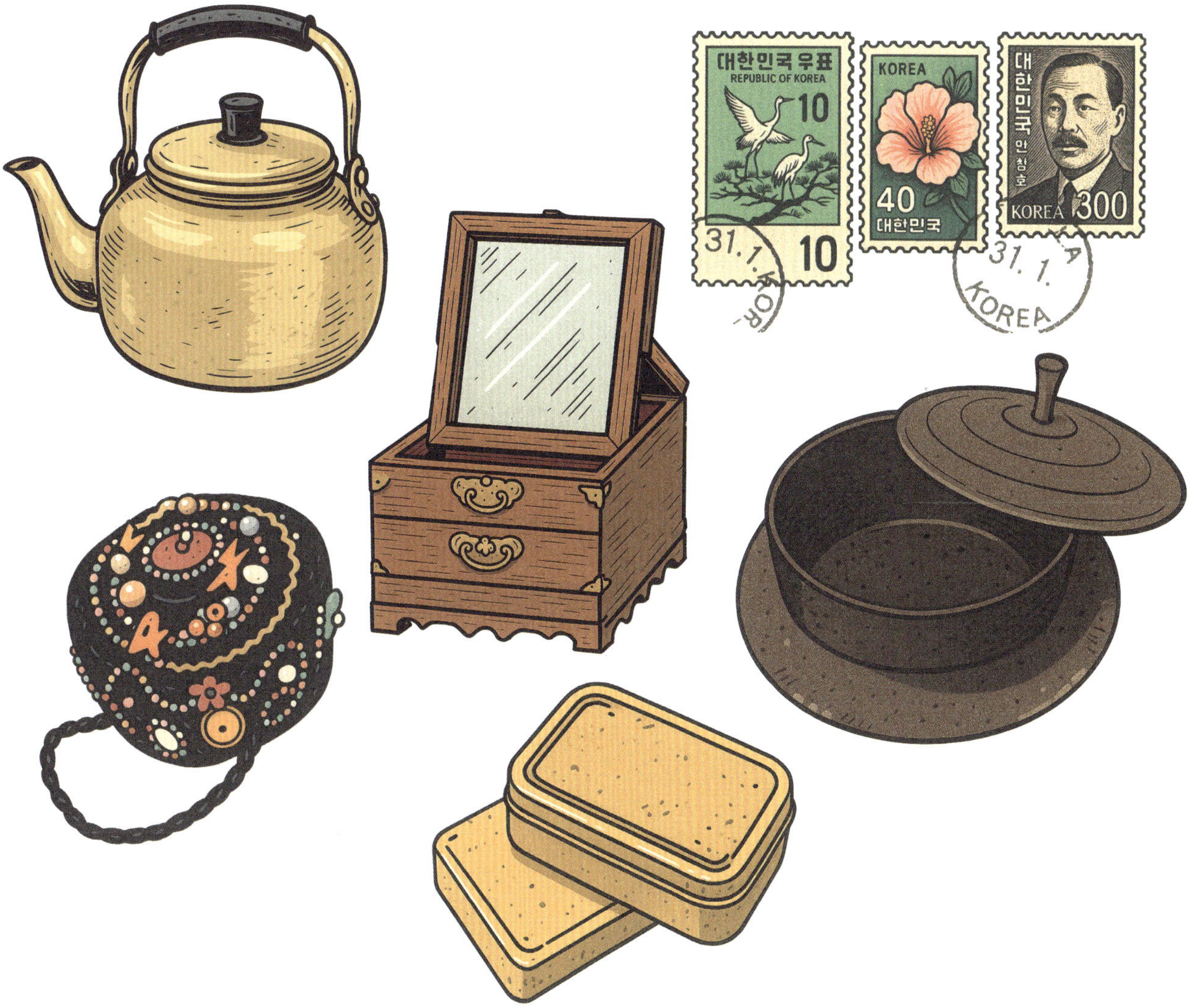

🍵 그림 아래에 물건의 이름을 적어 보세요.

✓ 위에서 추억이 가장 많이 생각나는 것은 무엇인가요? 추억을 이야기하거나 기록해 보세요.

쉬어 가는 페이지 　　　　　미로 찾기

🍎 흥부가 제비와 만날 수 있게 미로 길을 끝까지 잘 연결해 보세요.

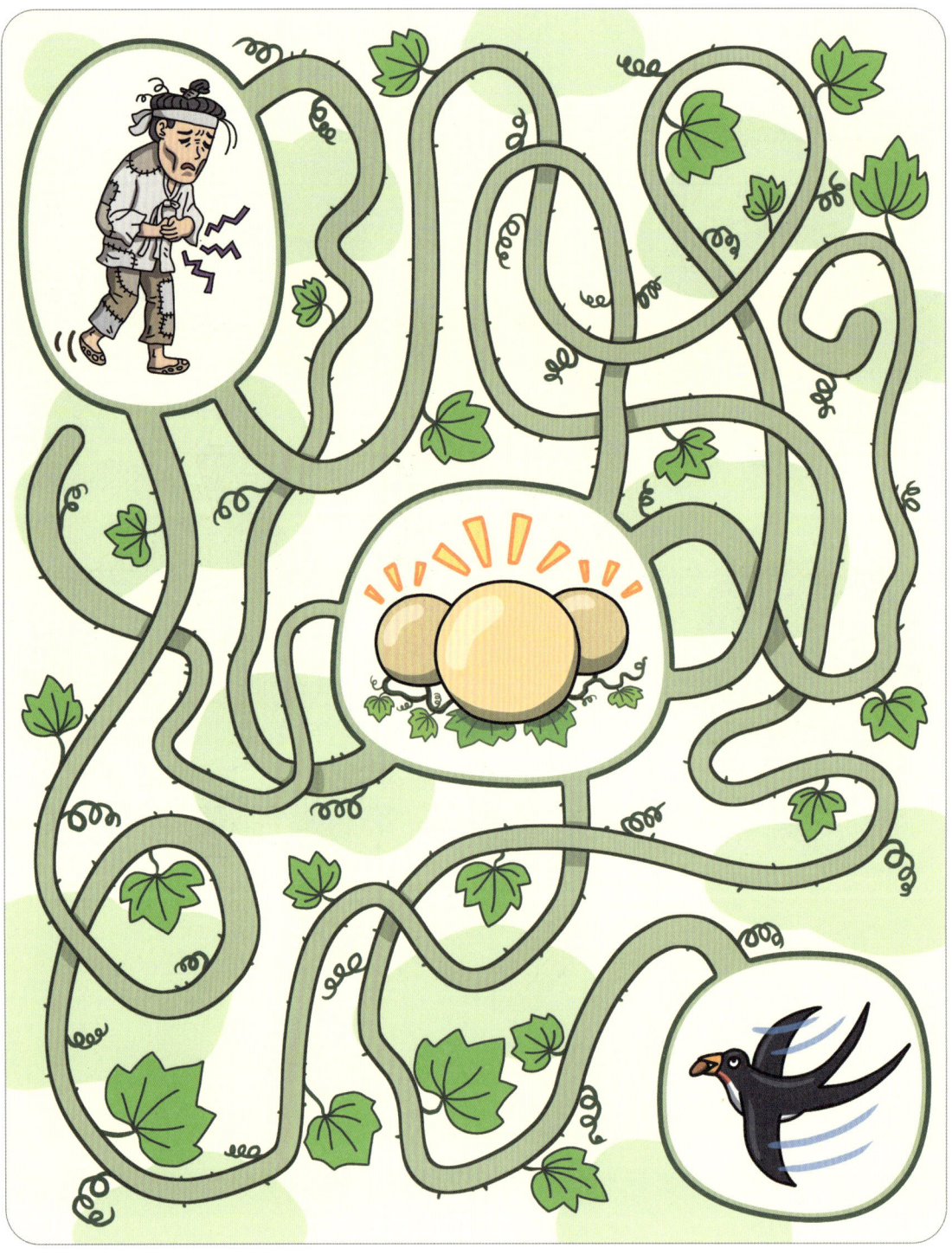

🍎 제비가 흥부에게 가져다준 것은 무엇인가요?

🍎 흥부전의 결말은 어떻게 되었나요?

체감 난이도 ☆☆☆☆☆

반지 나눠 담기

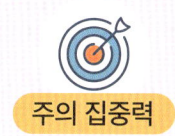
주의 집중력

년 월 일 요일

🍎 반지함의 반지를 나눠 담으려고 합니다. 오른쪽 반지함에는 어떤 반지를 담아야 할까요?

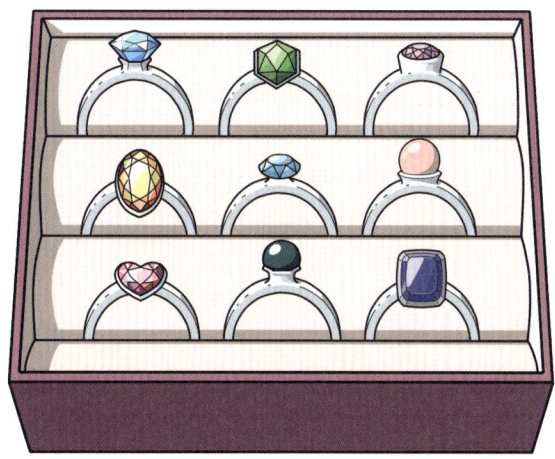

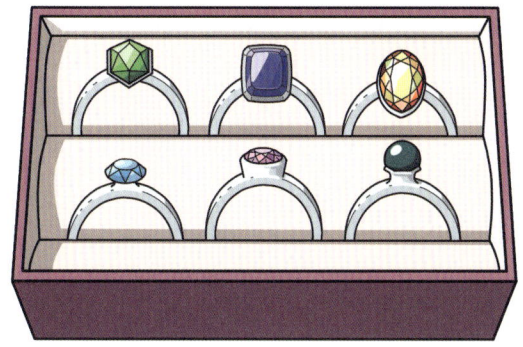

①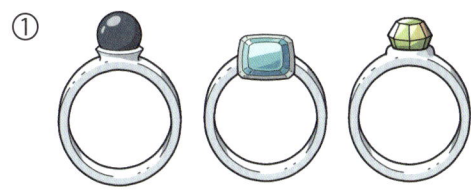
②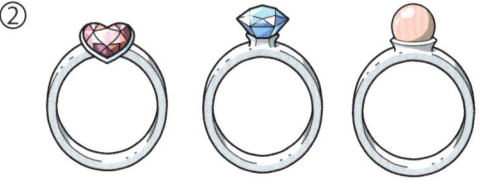

③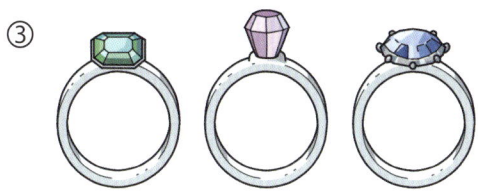
④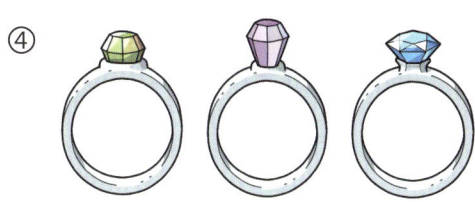

 추억이 있는 장신구가 있나요? 추억을 이야기하거나 기록해 보세요.

체감 난이도 ☆☆☆☆☆

그림자 방향 찾기

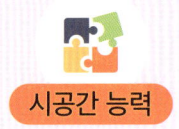
시공간 능력

🍎 해가 떠 있는 위치를 보고 그림자 방향이 맞는 그림에 ○ 해보세요.

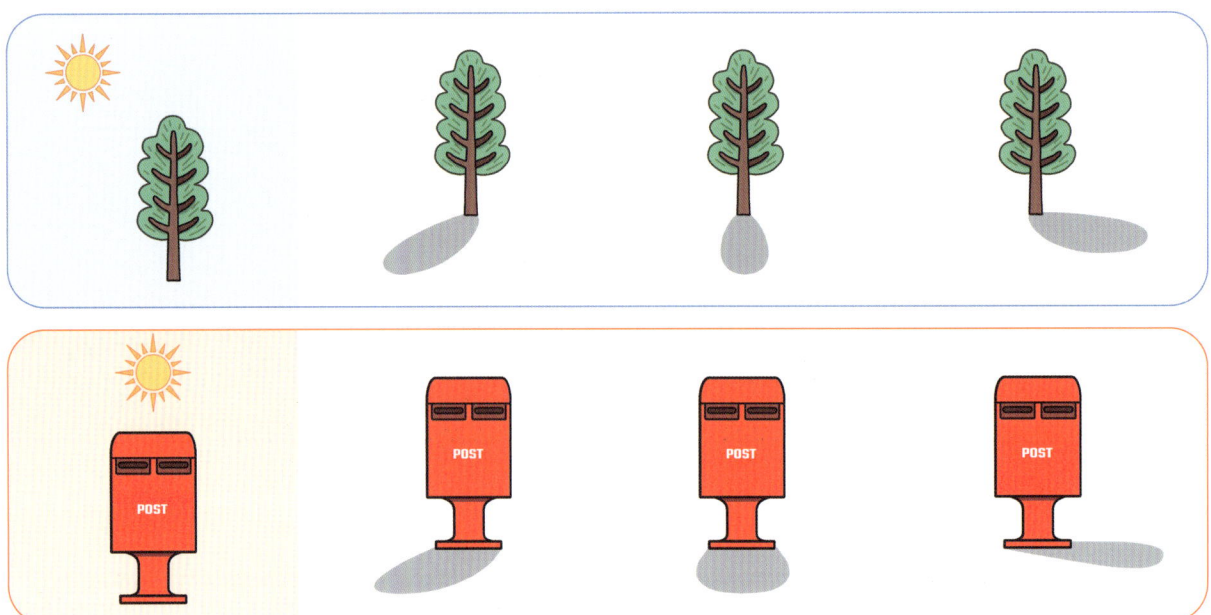

🍎 그림자 방향을 보고 해가 떠 있는 위치를 찾아보세요.

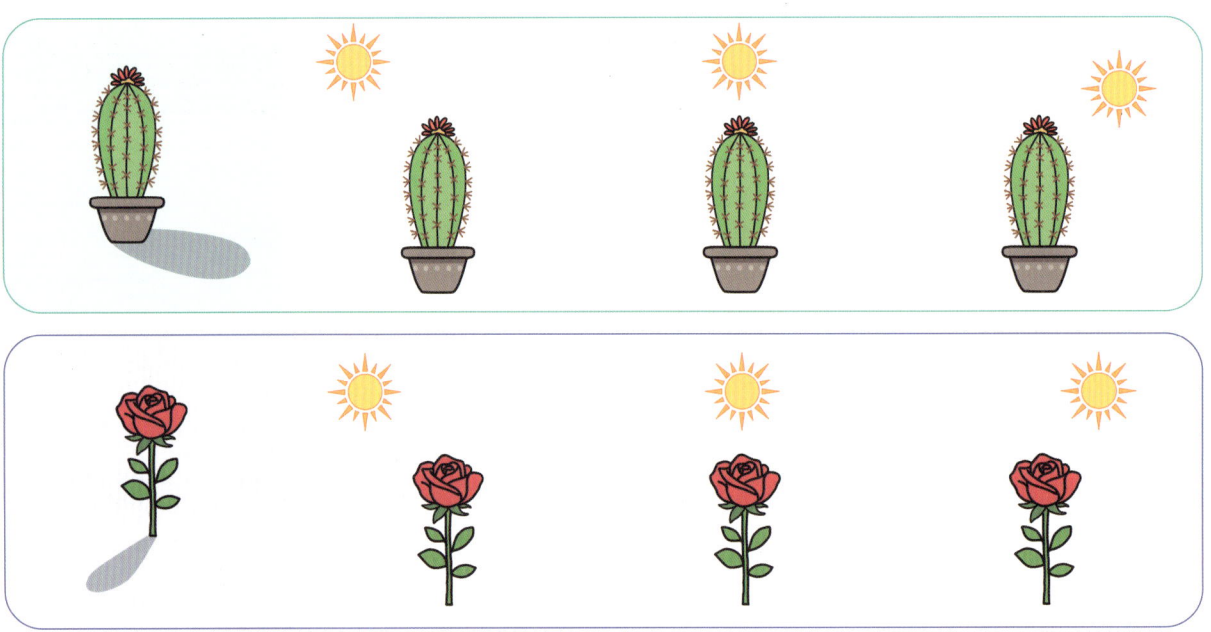

✅ 내일 해가 뜨는 시간을 적어 보세요.   시   분

체감 난이도 ☆☆☆☆☆

년 월 일 요일

몇 개인가요?

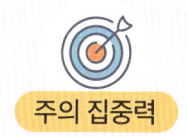
주의 집중력

🍎 카세트테이프가 몇 개인지 세어서 답을 적어 보세요.

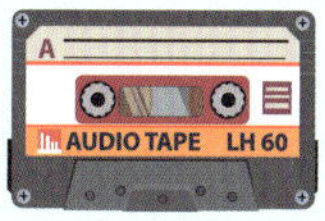

( ) 개 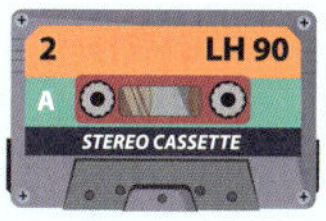   ( ) 개 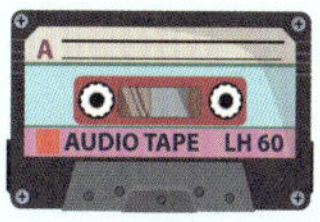   ( ) 개

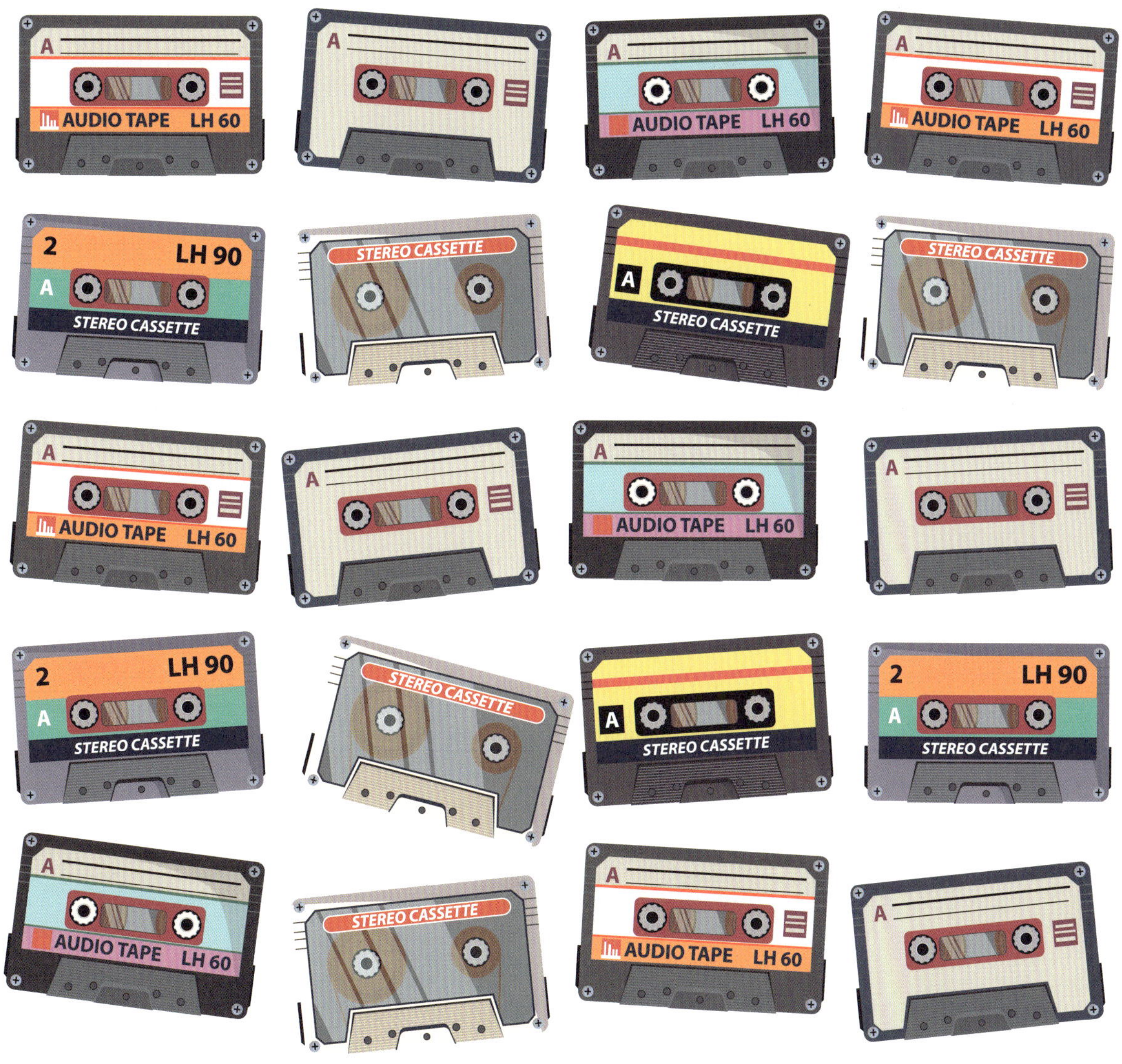

☑ 좋아했던 가수 이름과 노래 제목을 적어 보세요.

체감 난이도 ☆☆☆☆☆

년 월 일 요일

양이 다른 수박 찾기

시공간 능력

🍉 수박 조각을 모두 합쳤을 때 수박의 양이 다른 것을 찾아보세요.

①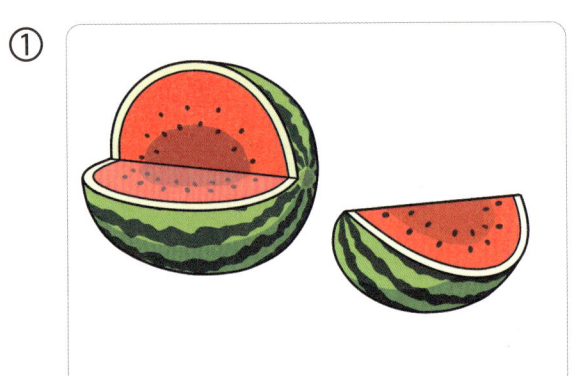

②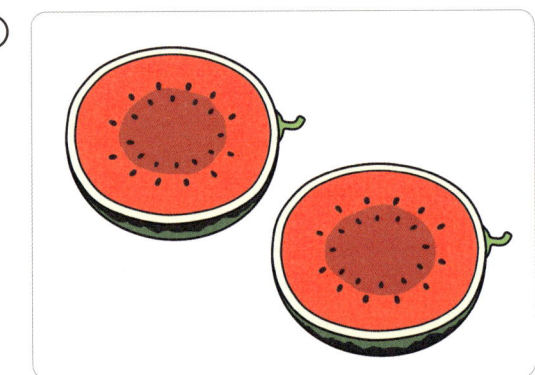

③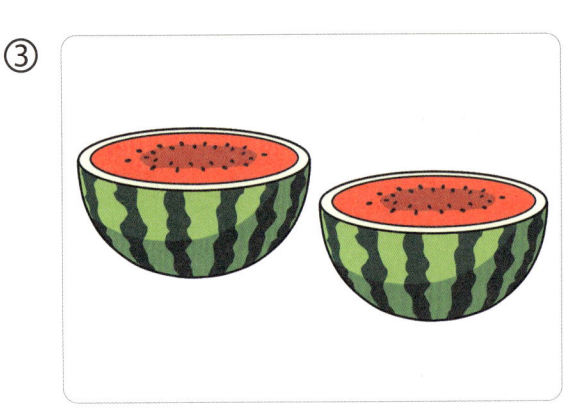

④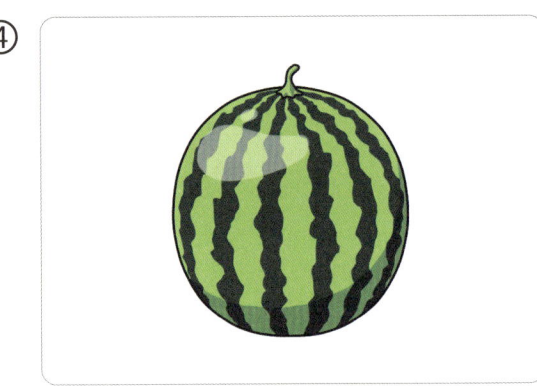

⑤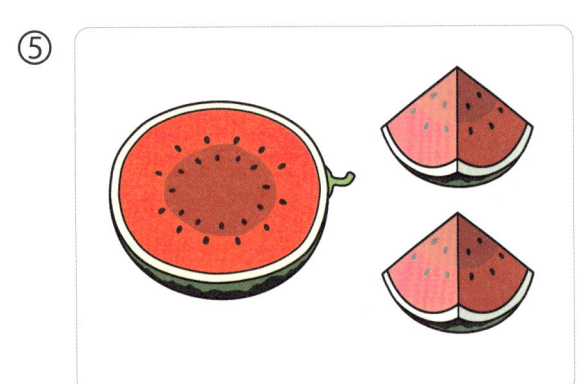

⑥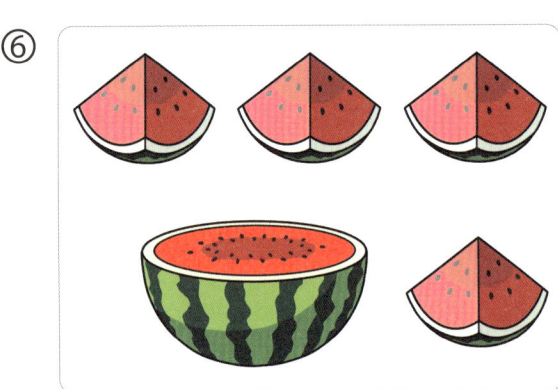

⑦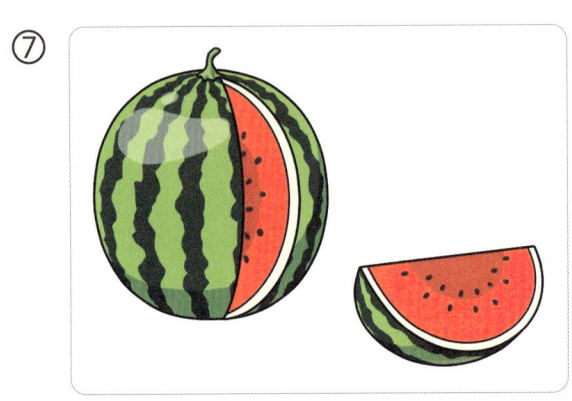

⑧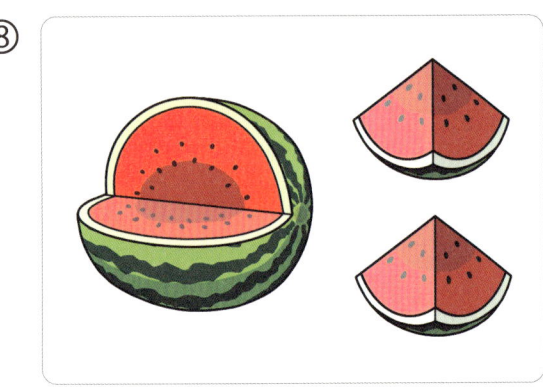

22

체감 난이도 ☆☆☆☆☆

단어 찾기

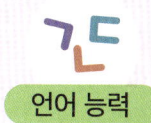
언어 능력

년   월   일   요일

🍎 왼쪽 그림의 이름과 첫 글자가 같은 것을 오른쪽에서 찾아 ○ 해보세요.

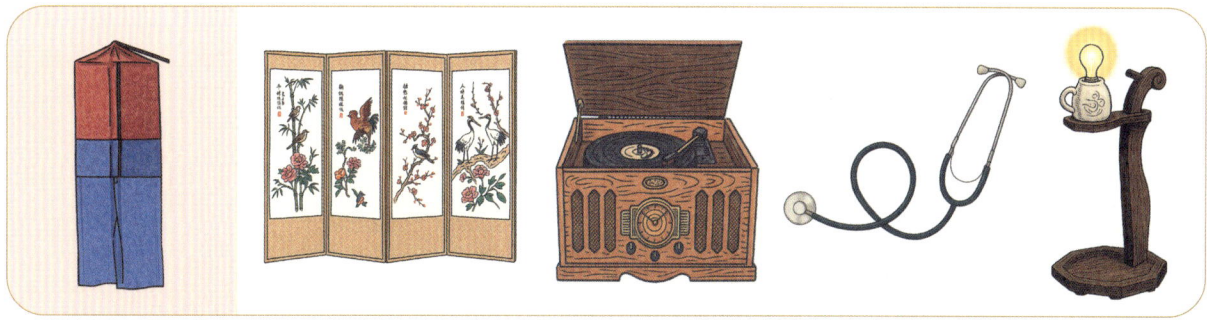

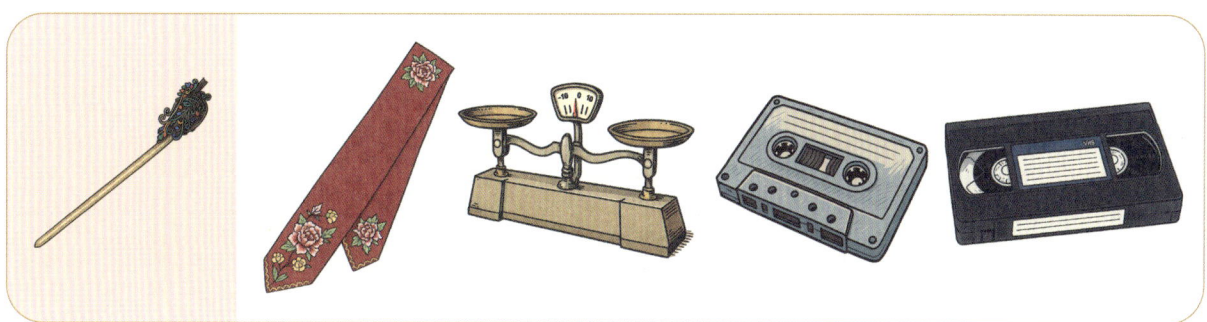

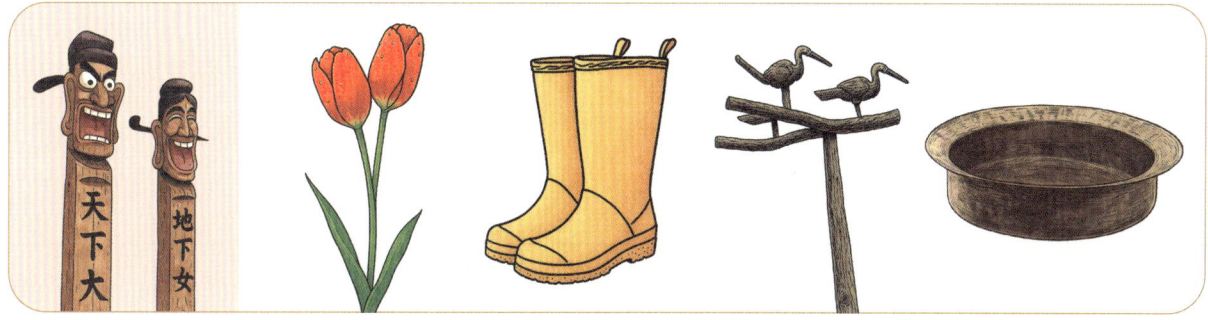

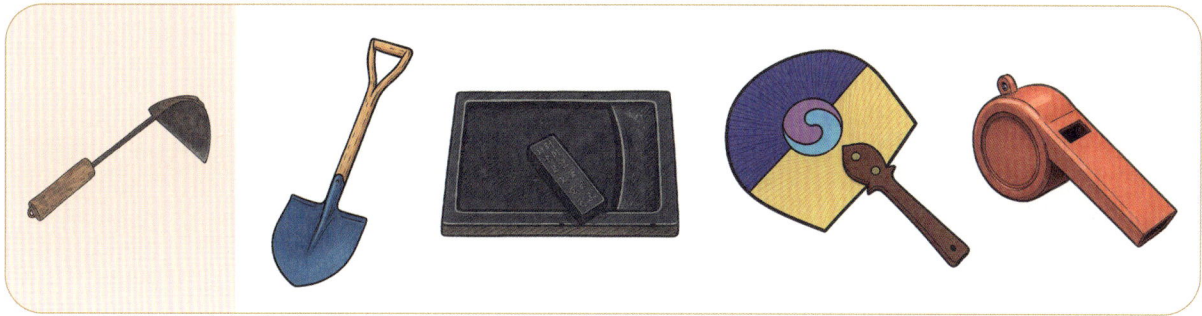

🍎 그림 아래에 단어의 이름을 적어 보세요.

체감 난이도 ☆☆☆☆☆

단어 연결하기

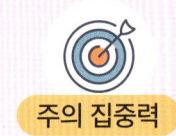
주의 집중력

년 월 일 요일

🍎 첫 글자에서 시작해서 선을 따라가면 끝 글자가 나옵니다. 어떤 단어가 될지 선을 잘 따라가 보세요.

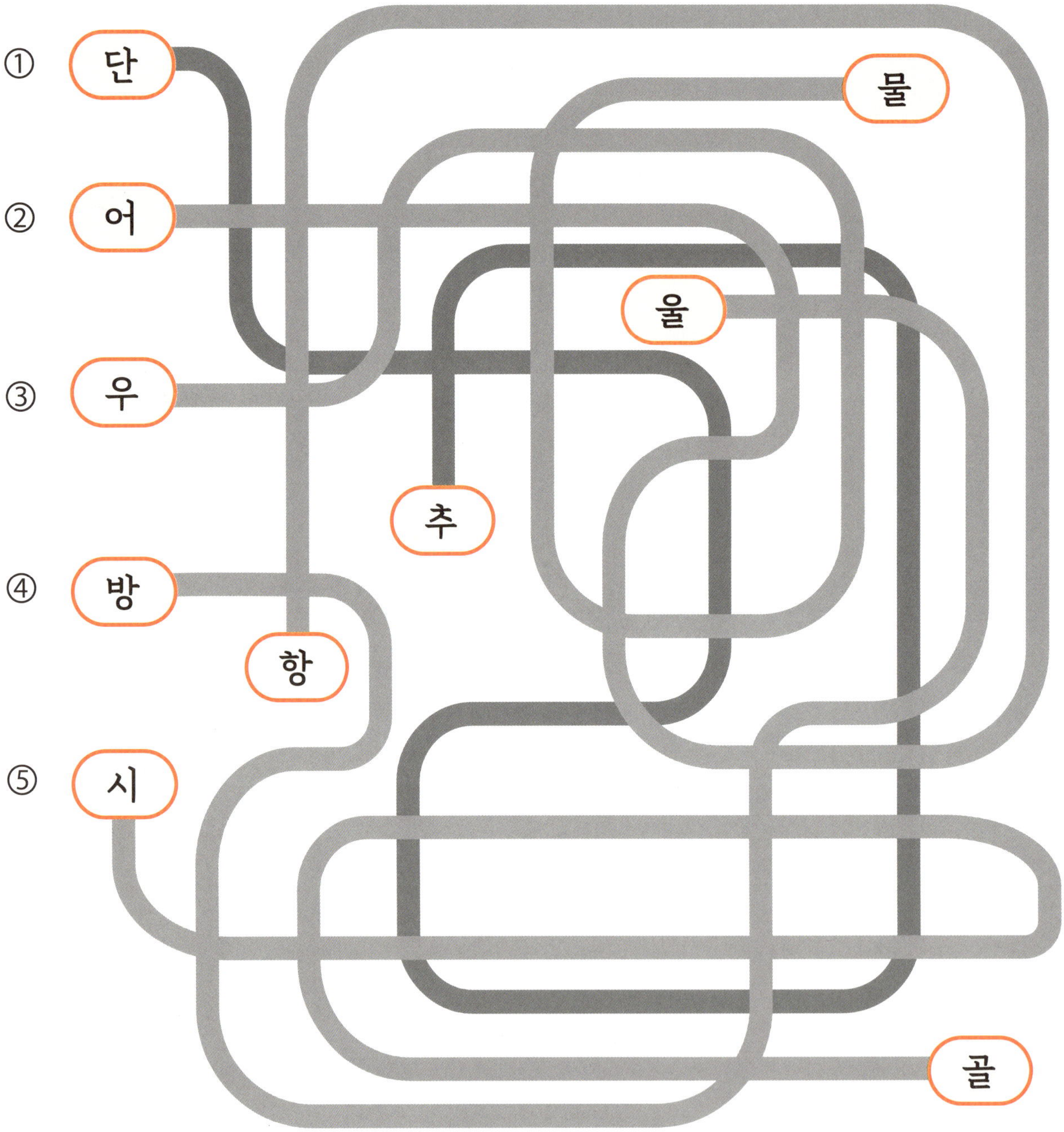

① 단
② 어
③ 우
④ 방
　 항
⑤ 시

물
울
추
골

🍎 완성된 단어를 적어 보세요.

①　　　②　　　③　　　④　　　⑤

쉬 어 가 는 페 이 지

점 연결하기

🍎 숫자를 1부터 순서대로 연결해 보세요.

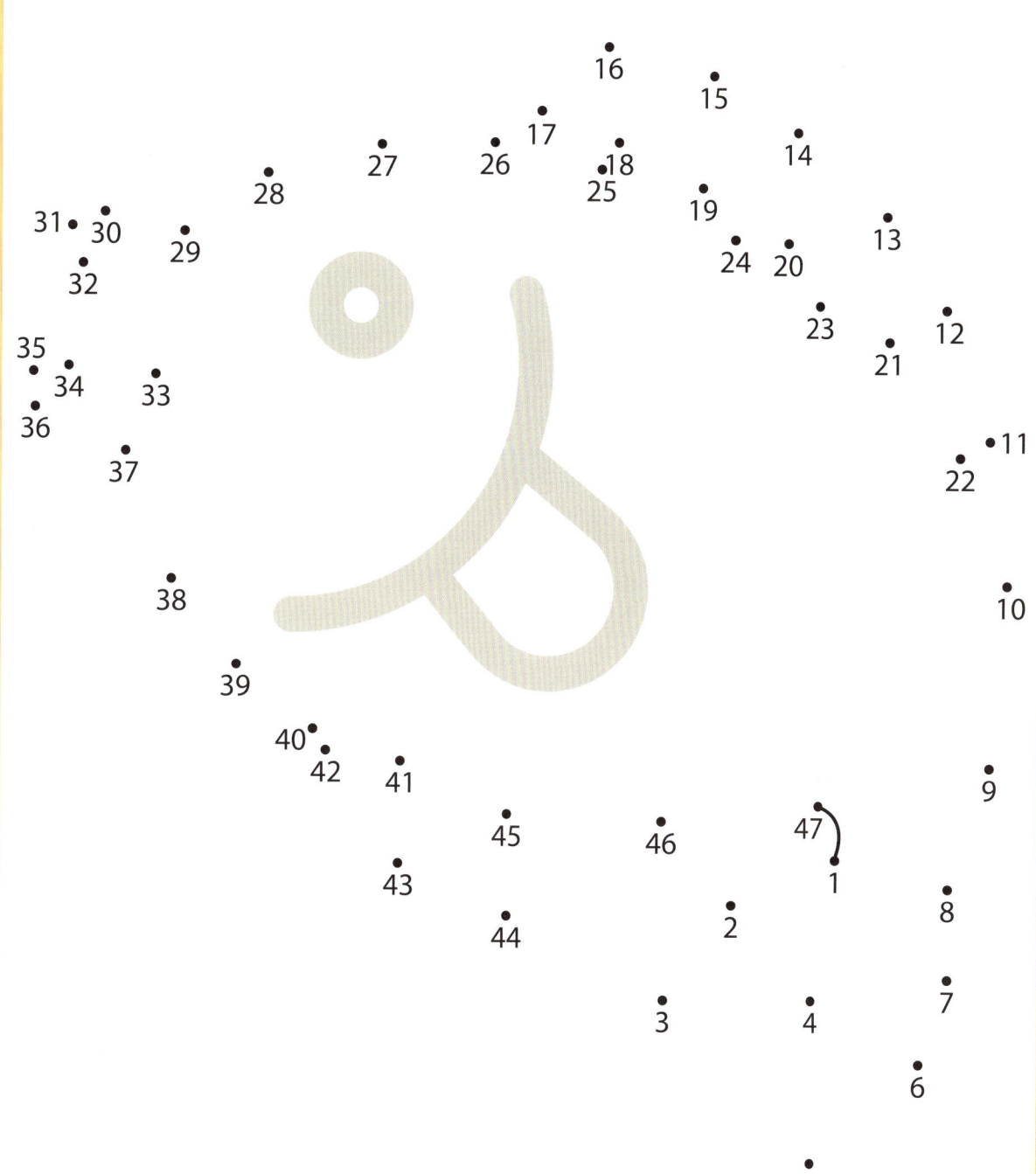

🍎 마지막 숫자는 무엇인가요?

✓ 그림을 예쁘게 색칠해 보세요.

체감 난이도 ☆☆☆☆☆

가장 긴 것 찾기

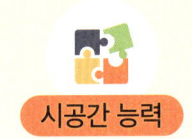
시공간 능력

년 월 일 요일

🪴 아래 댕기 중 길이가 가장 긴 것에 ○ 해보세요.

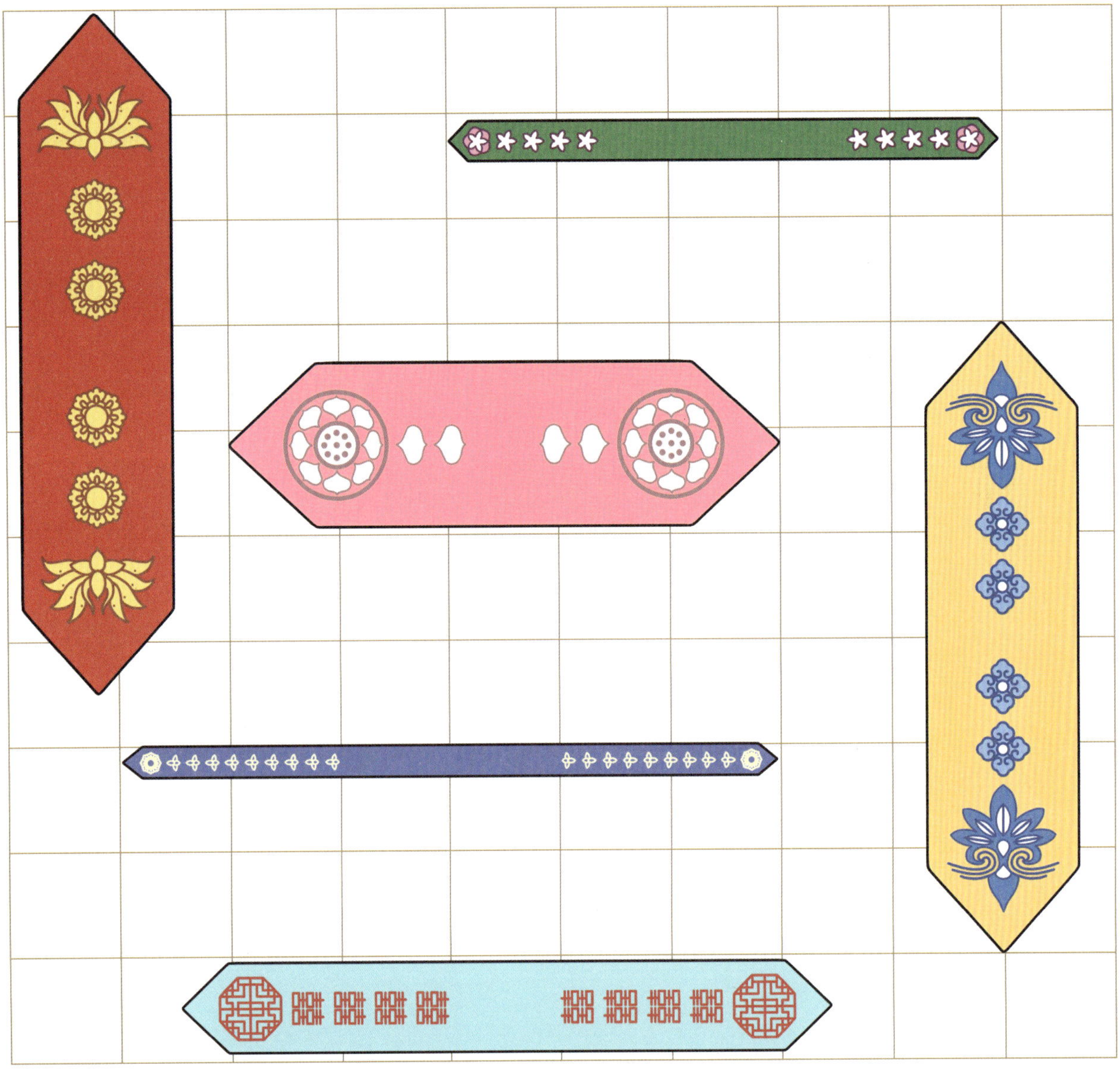

✓ 댕기나 비녀와 관련된 추억이 있나요? 추억을 적고 이야기해 보세요.

체감 난이도 ☆☆☆☆☆

년 월 일 요일

같은 그림 찾기

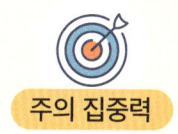

주의 집중력

보기 와 같은 그림 2개를 찾아 ○ 해보세요.

보기

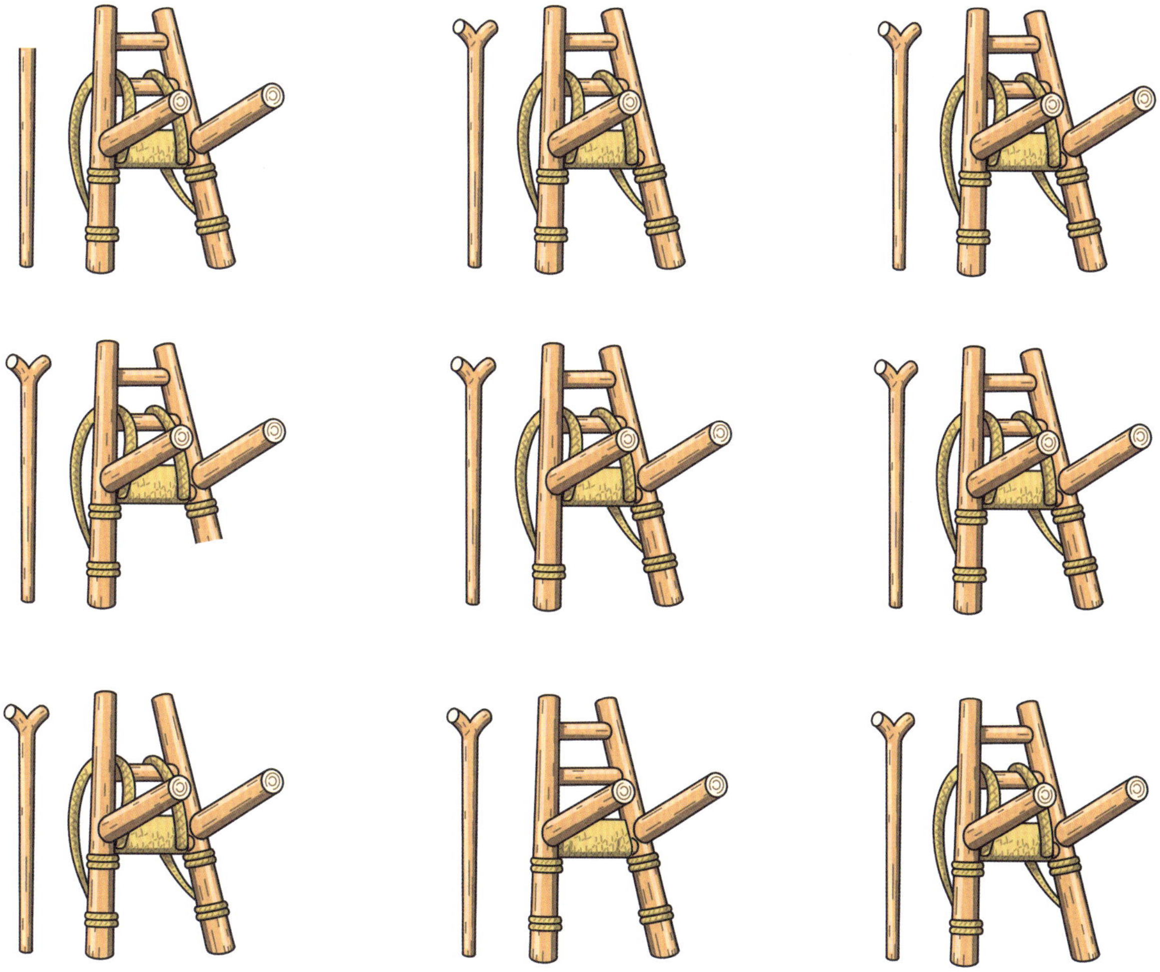

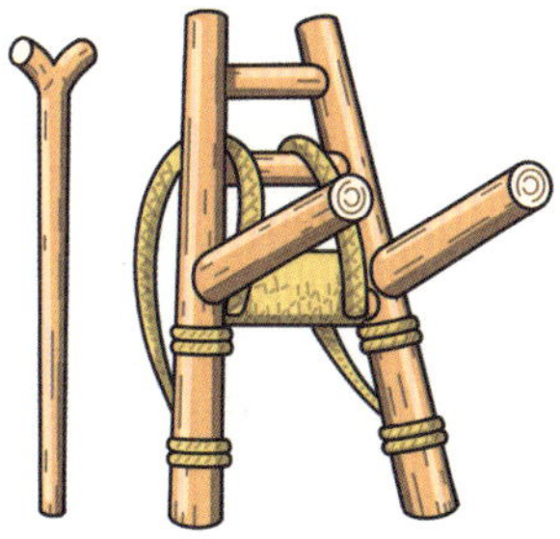

지게와 관련된 추억이 있나요? 추억을 이야기하거나 기록해 보세요.

체감 난이도 ☆☆☆☆☆

끝말잇기

년   월   일   요일

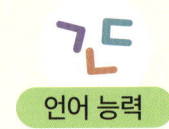
언어 능력

🍵 끝말잇기를 했을 때 연결이 안 되는 것은 몇 번인지 찾아 보세요.

① 🏥 — 🐒 — 🧺

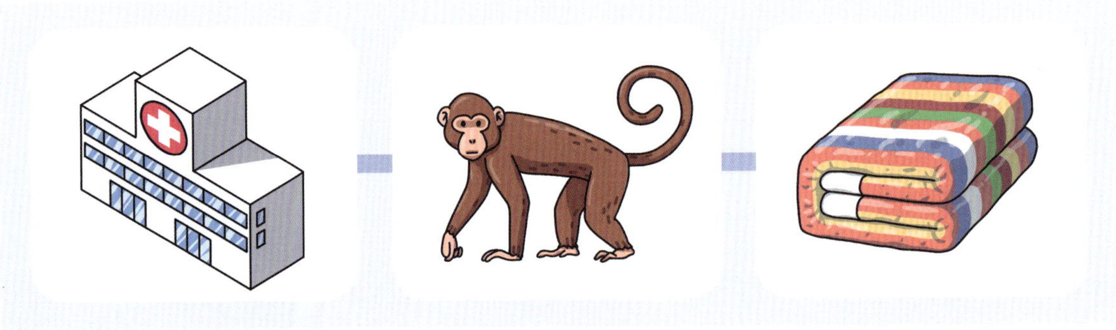

② 🐤 — 🛒 — 📷

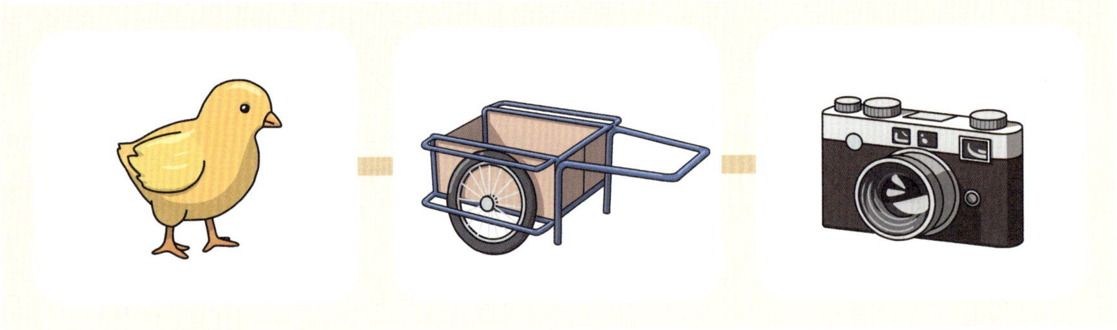

③ 🍜 — 🪒 — 🎸

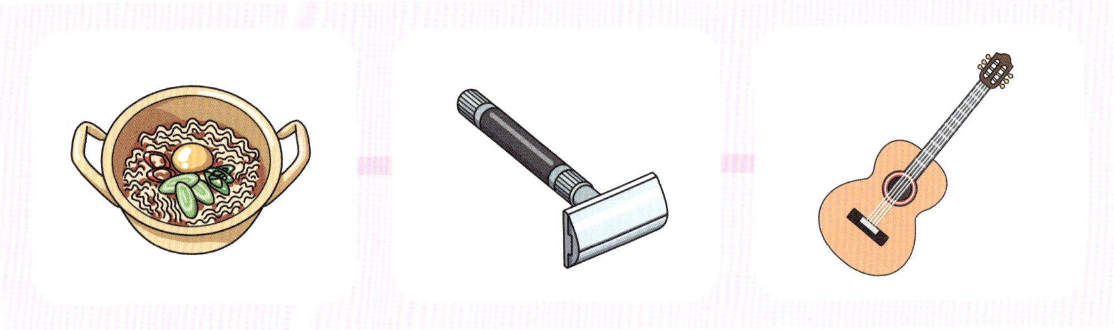

④ 💨 — 🦒 — 🎀

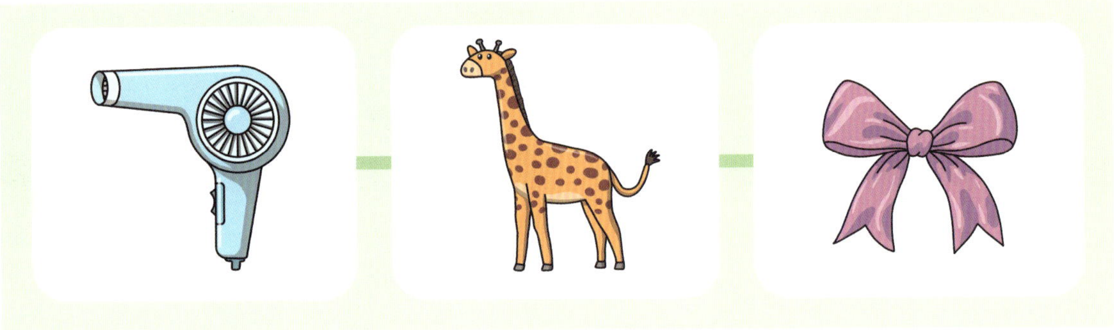

🍵 그림 아래에 이름을 적어 보세요.

체감 난이도 ☆☆☆☆☆   년   월   일   요일

잘린 도형 찾기

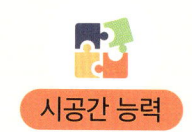
시공간 능력

- 왼쪽 그림에서 잘린 도형을 오른쪽에서 모두 찾아 ○ 해보세요. 방향은 바뀔 수 있습니다.

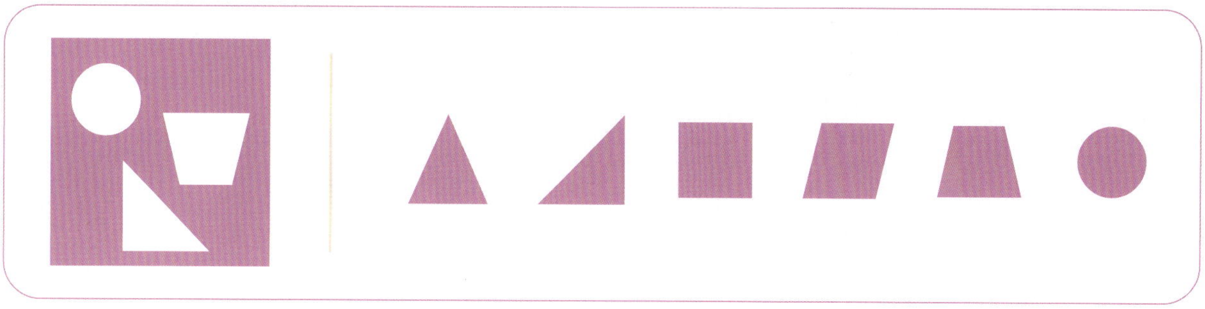

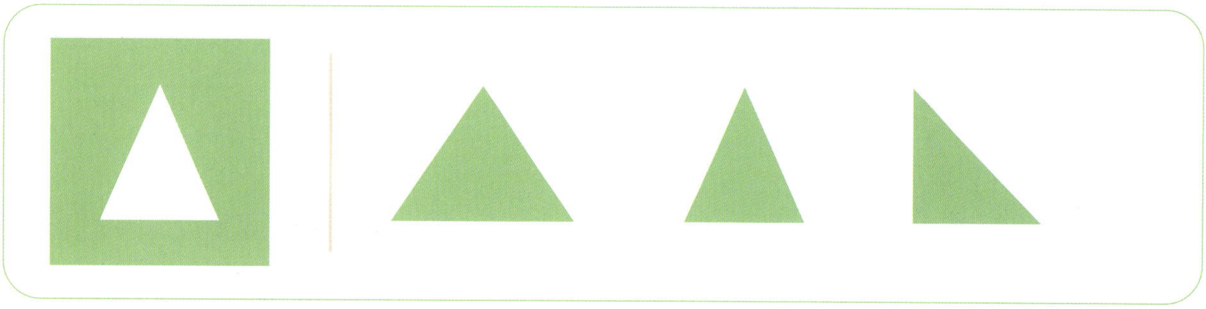

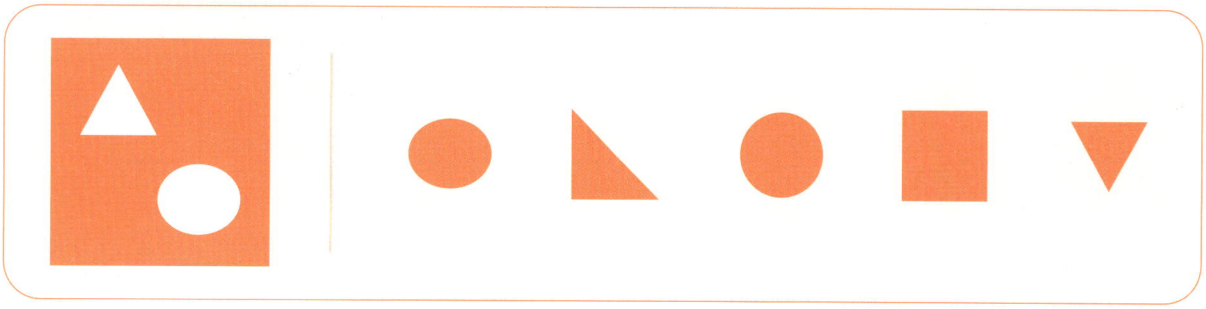

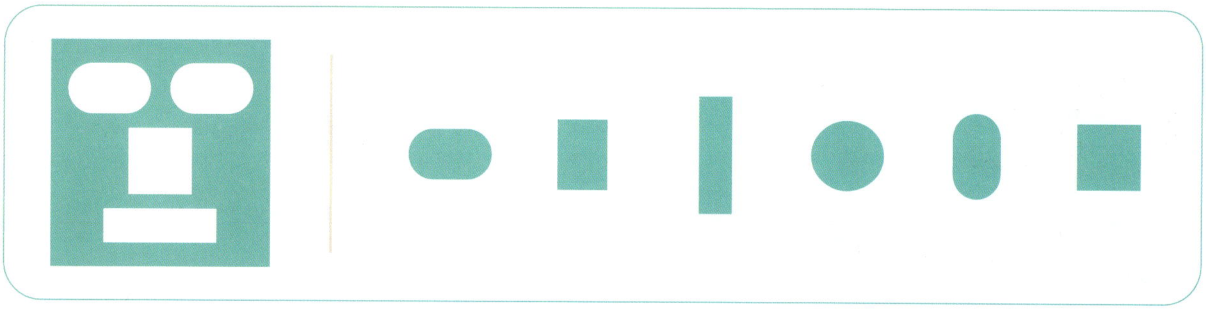

- 찾은 도형을 따라 그려 보세요.

체감 난이도 ☆☆☆☆☆

같은 계절 사진 찾기

년 월 일 요일

판단력

🌱 같은 계절을 나타내는 사진끼리 선으로 연결해 보세요.

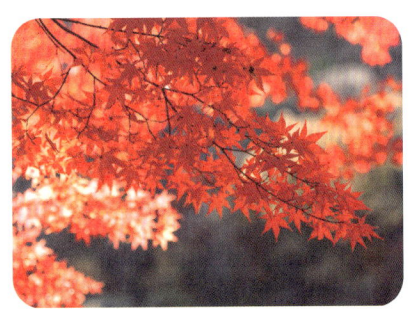

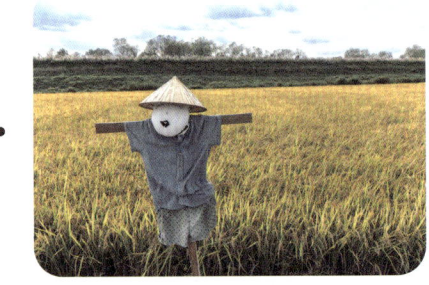

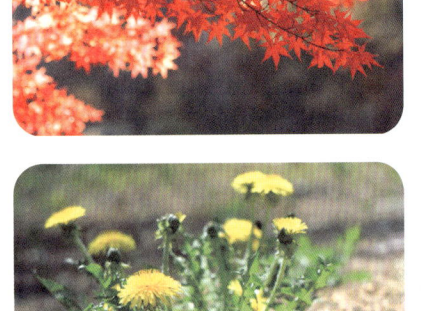

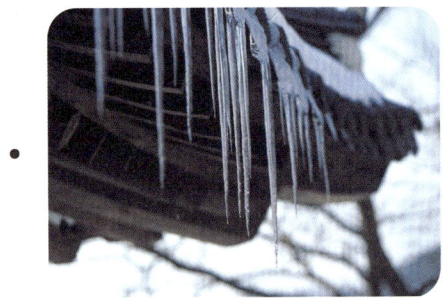

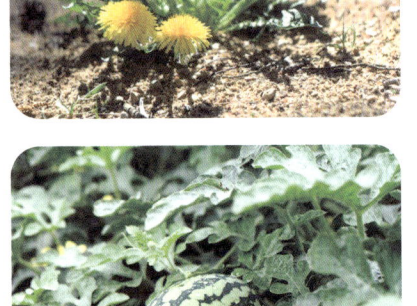

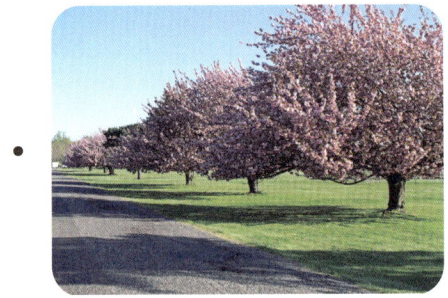

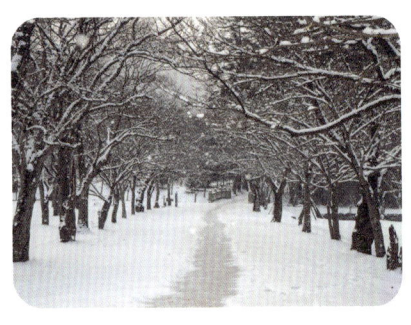

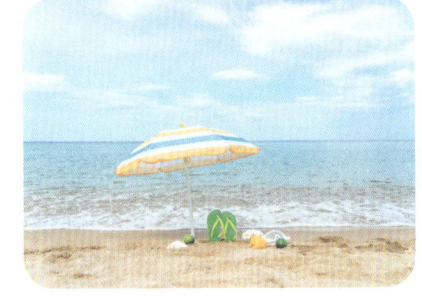

🌱 가장 좋아하는 계절은 언제이고, 이유는 무엇인가요?

✅ 사진과 관련된 추억을 이야기하거나 기록해 보세요.

| 체감 난이도 ☆☆☆☆☆ | 년 월 일 요일 |

바다 생물 찾기

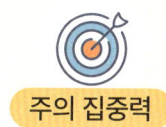
주의 집중력

- 수족관 사진에 없는 바다 생물을 찾아 아래의 사진에서 ○ 해보세요.

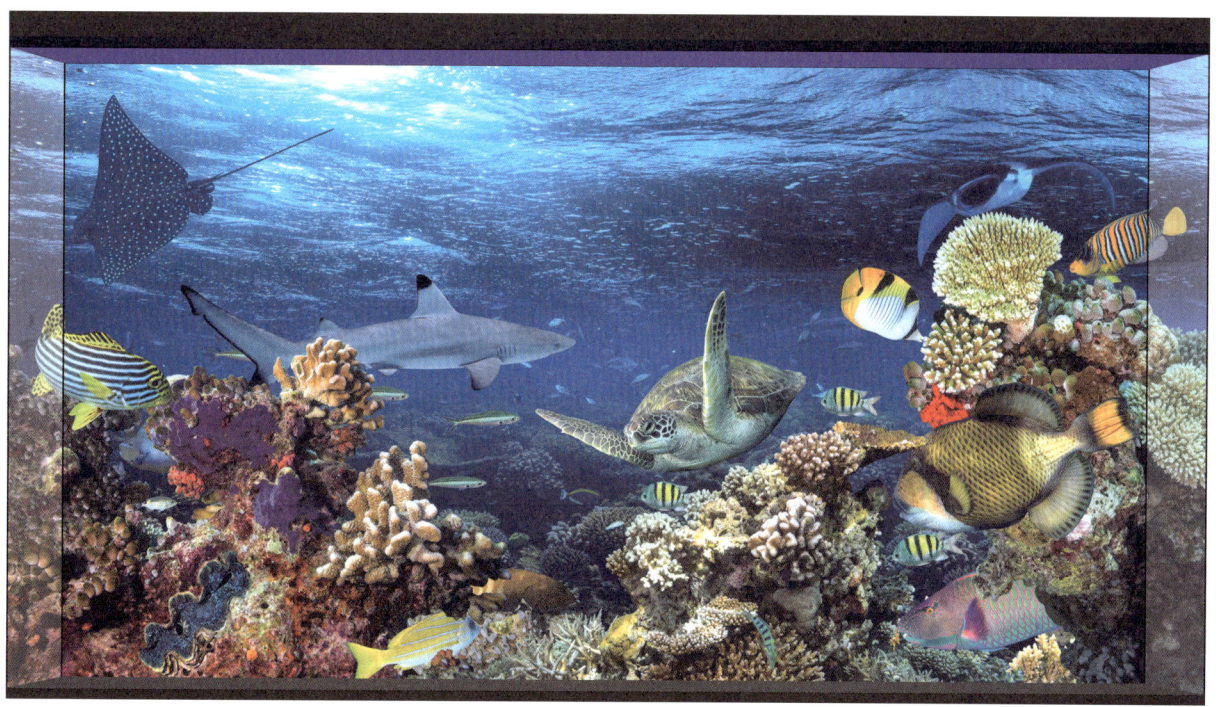

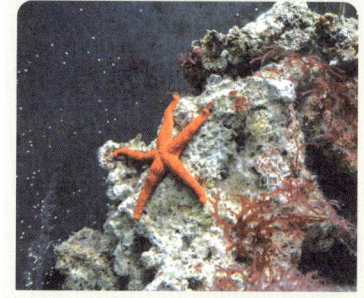 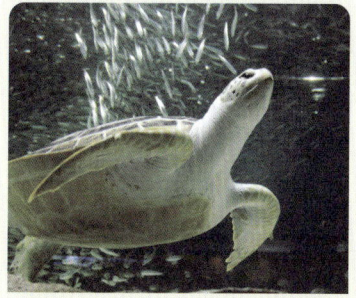 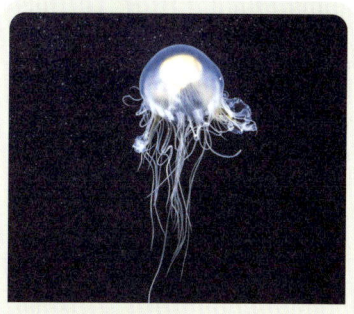

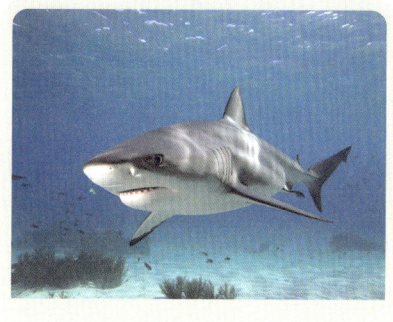 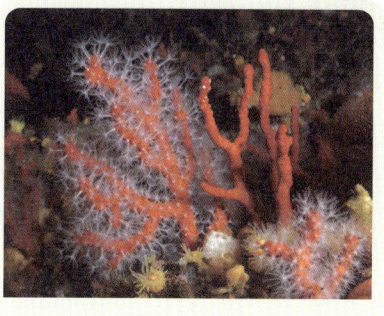

- 사진 아래에 생물의 이름을 적어 보세요.

31

쉬어 가는 페이지 / 선 따라가기

선을 연결해 보고, 놀이 이름을 적어 보세요.

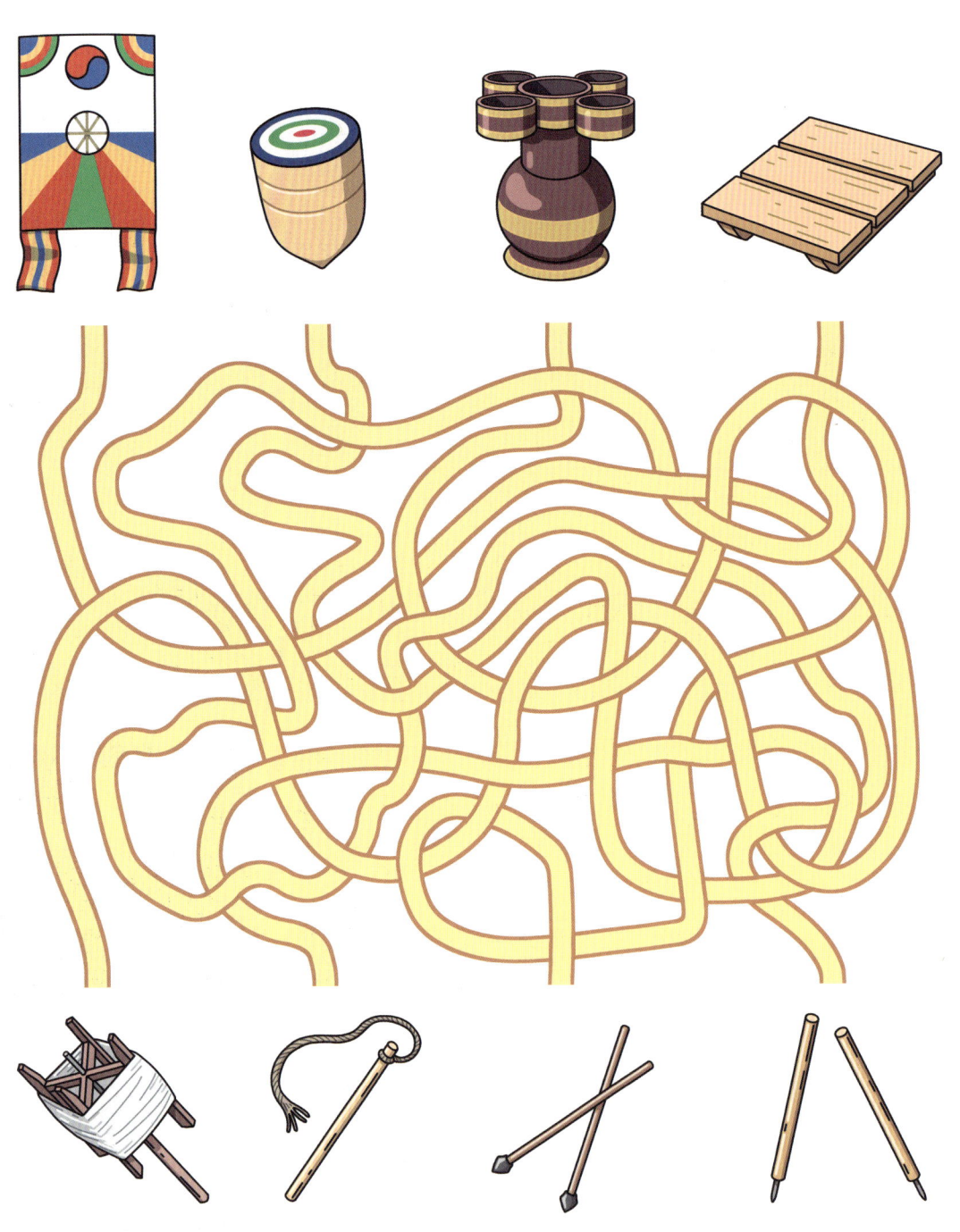

☑ 어렸을 때 주로 했던 놀이 이름을 적어 보세요.

체감 난이도 ☆☆☆☆☆

관련 있는 것끼리 연결하기

판단력

- 서로 관련 있는 것끼리 선으로 연결해 보세요.

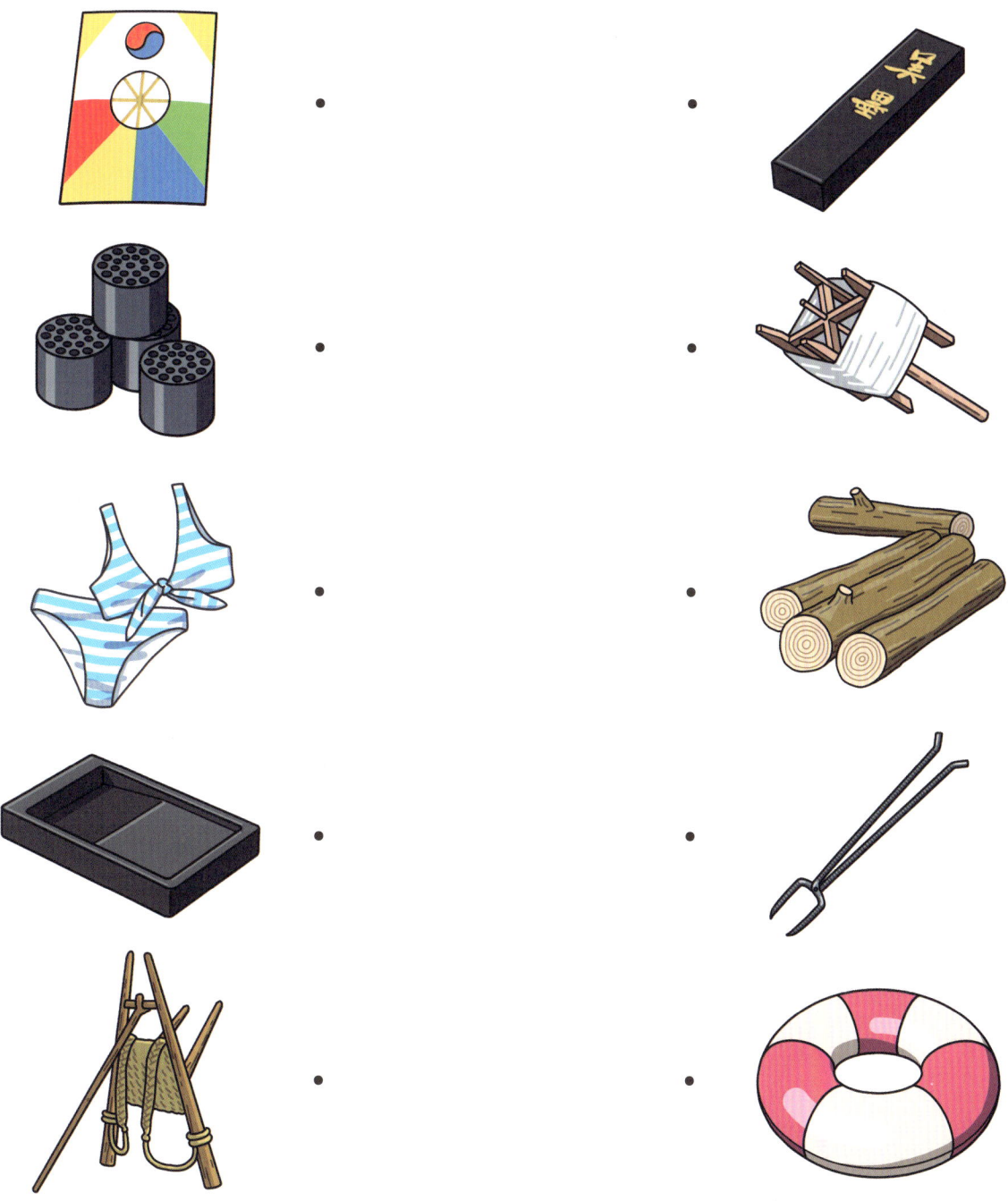

- 그림 아래에 물건의 이름을 적어 보세요.

☑ 위에서 추억이 가장 많이 생각나는 것은 무엇인가요? 추억을 이야기하거나 기록해 보세요.

체감 난이도 ☆☆☆☆☆

년 월 일 요일

잘린 사진 조각 맞추기

주의 집중력

아래의 잘린 사진을 붙이면 어떤 사진이 될지 찾아보세요.

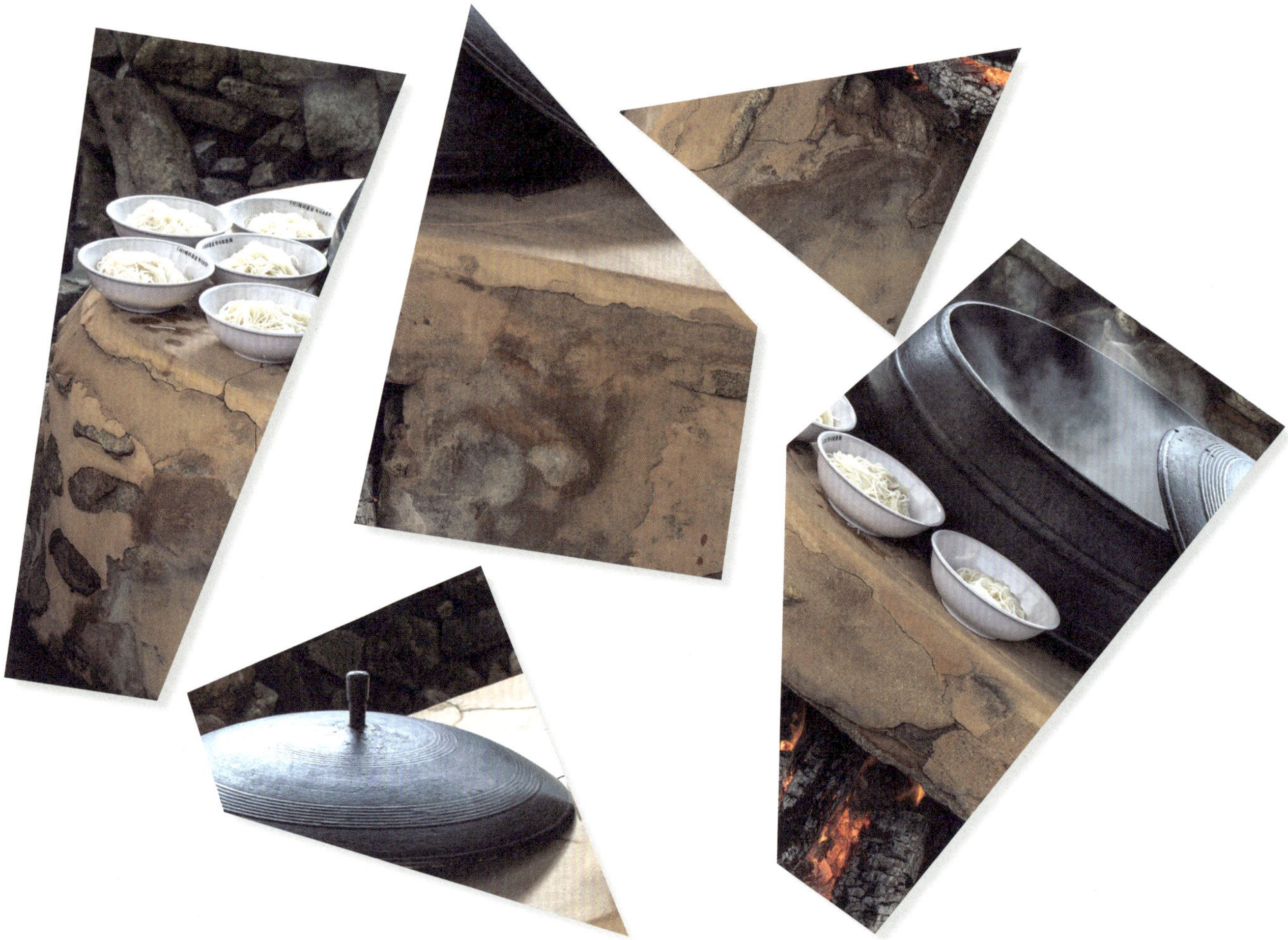

①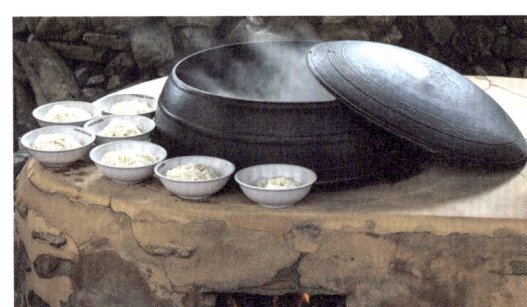

②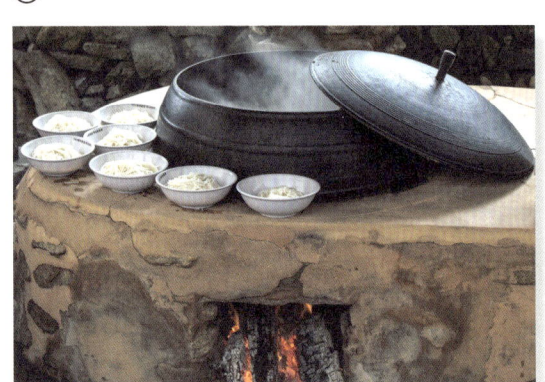

사진 속 풍경과 관련된 추억이 있나요? 추억을 이야기하거나 기록해 보세요.

체감 난이도 ☆☆☆☆☆

년 월 일 요일

다른 모양 찾기

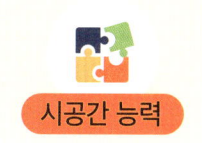

시공간 능력

보기 를 보고, 어떤 그림의 그림자가 겹쳐 있는지 아래에서 찾아 ◯ 해보세요.

보기

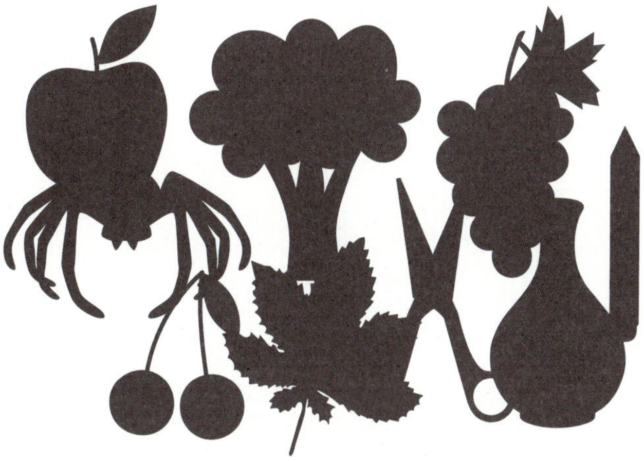

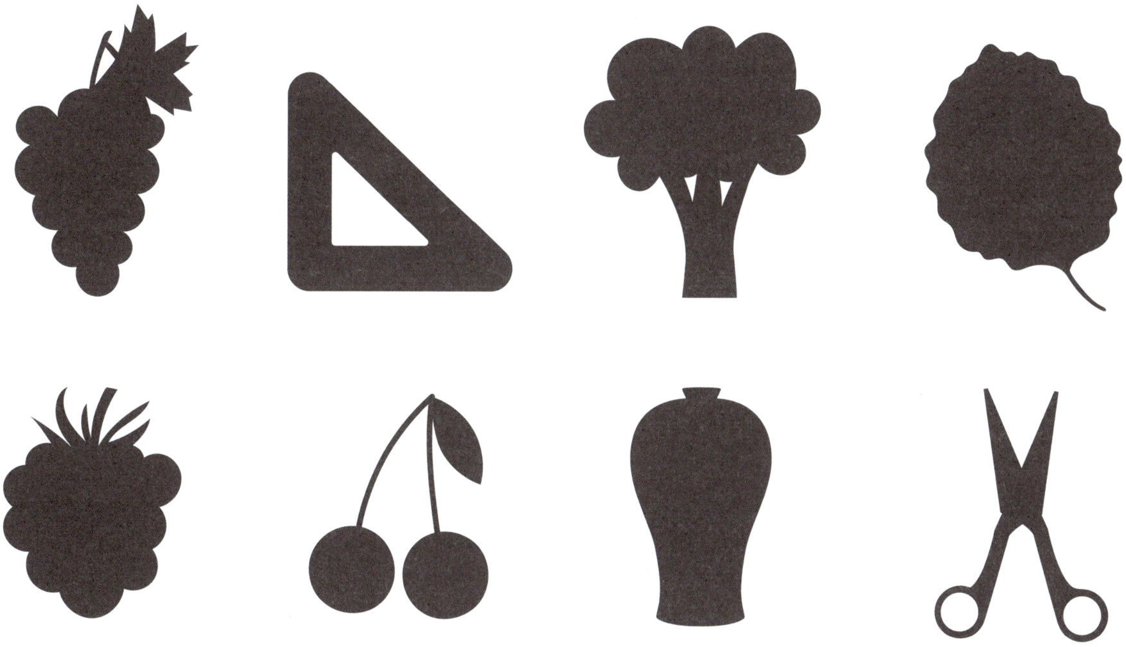

보기 에서 아래에는 없는 그림자를 찾아 보기 에 × 해보세요.

제시된 그림자가 무엇일지 그림 아래에 적고, 관련 있는 추억이 있다면 이야기해 보세요.

체감 난이도 ☆☆☆☆☆

꽃 이름 찾기

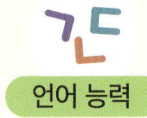
언어 능력

년 월 일 요일

🪴 사진을 보고 꽃 이름을 빈칸에 적어 보세요.

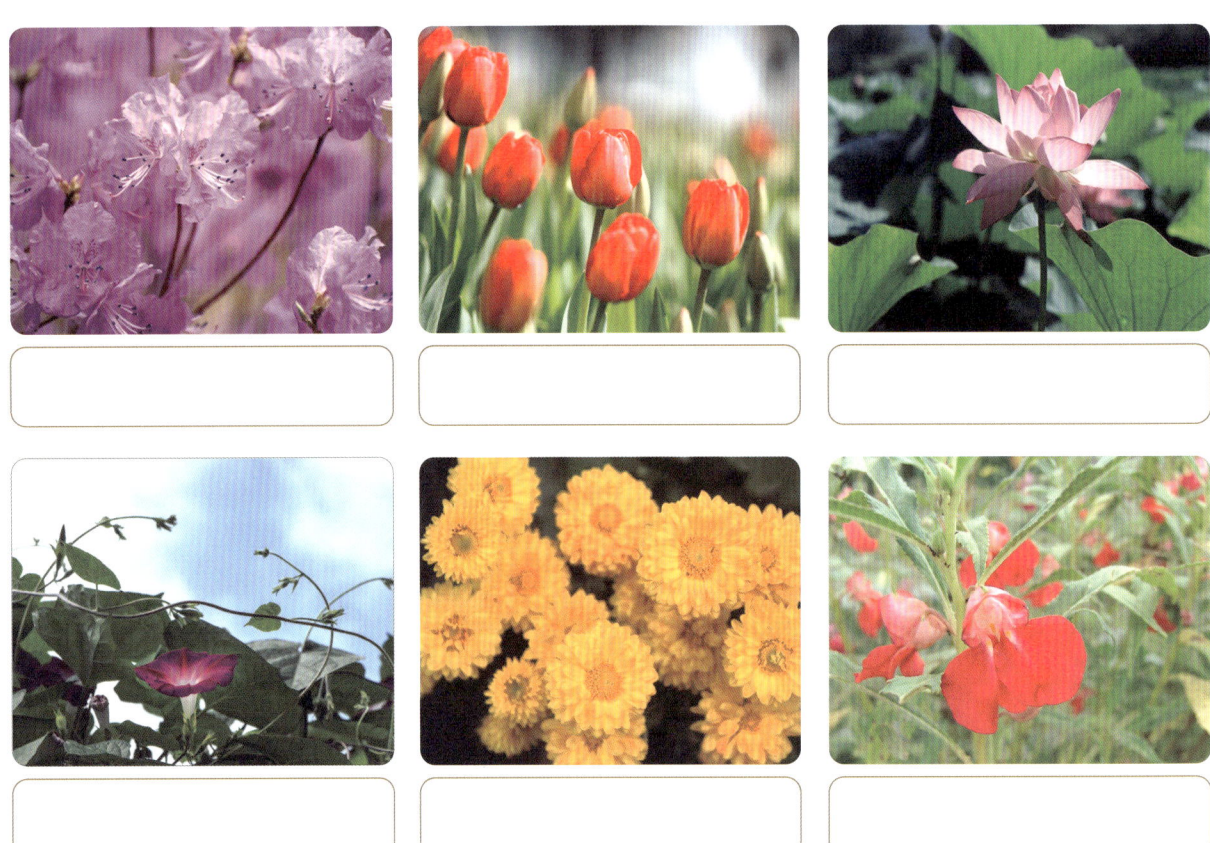

🪴 아래 칸에서 위의 꽃 이름을 찾아보세요(가로/세로/대각선).

연	장	진	달	목	나	수	제
두	꽃	튤	미	래	팔	선	비
후	레	지	립	개	꽃	금	련
봉	숭	아	꽃	비	나	국	화
선	히	야	신	진	달	래	디

체감 난이도 ☆☆☆☆☆

수 계산하기

수 계산 능력

년 월 일 요일

🌱 각 꼭짓점의 수를 더하면 삼각형 안의 수가 됩니다. 빈칸에 들어갈 수를 계산해서 적어 보세요.

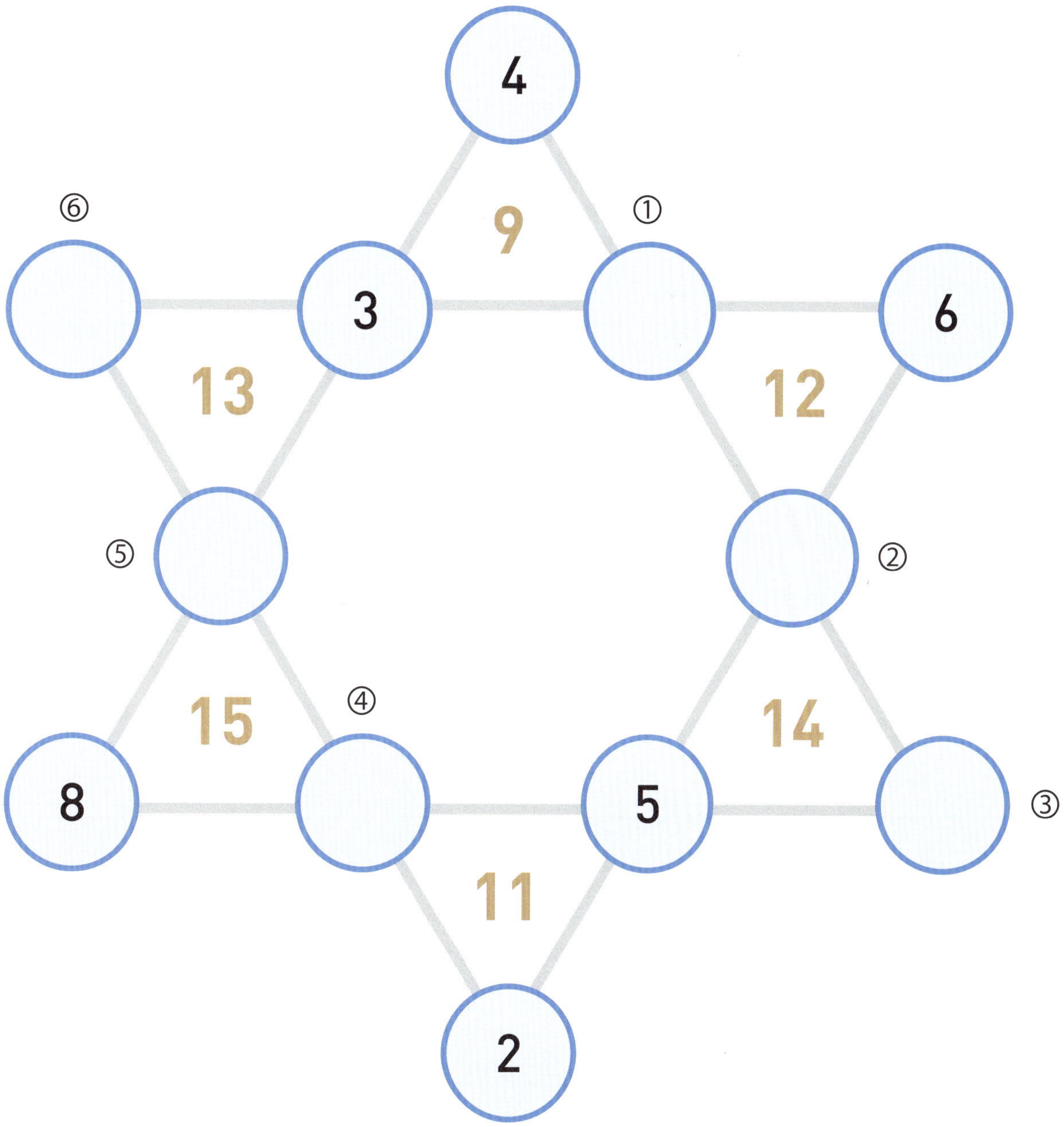

🌱 ①~⑥에 들어갈 수를 모두 더하면 몇이 될까요?

십이지신 색칠하기

체감 난이도 ☆☆☆☆☆

년   월   일   요일

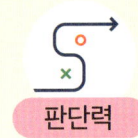
판단력

- 자신의 띠를 찾아 노란색으로 색칠해 보세요.
- 가족 중에서 남자의 띠를 파란색으로 색칠해 보세요.
- 가족 중에서 여자의 띠를 빨간색으로 색칠해 보세요.

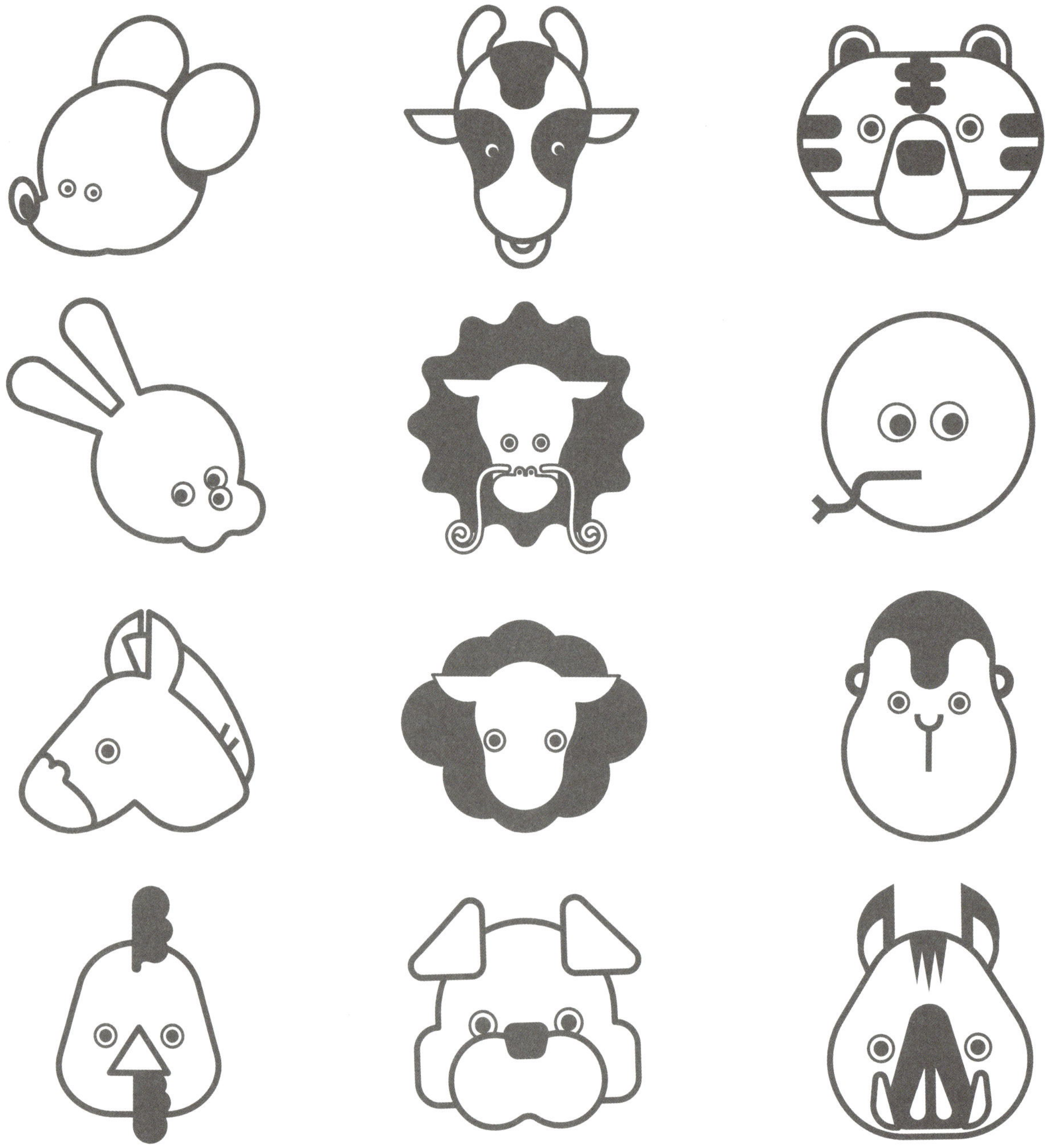

✓ 다시 태어나면 되고 싶은 동물에 ○ 하고, 이유를 적어 보세요.

쉬어 가는 페이지

미로 찾기

🍎 도시락을 난로에 올려 두었다가 따뜻하게 먹을 수 있도록 미로를 통과해 보세요.

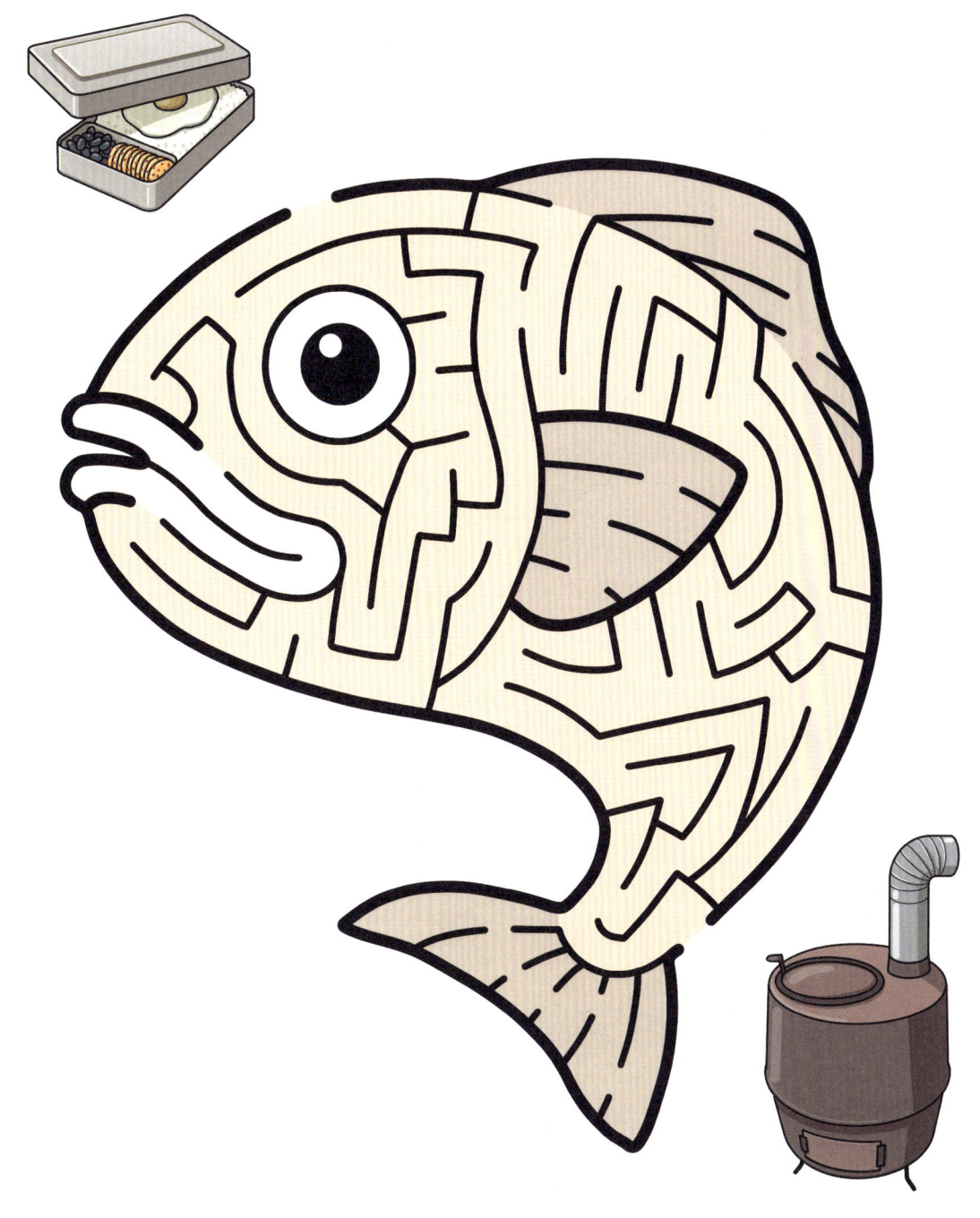

✅ 학창 시절 도시락, 난로와 관련된 추억을 적거나 이야기해 보세요.

단어 찾기

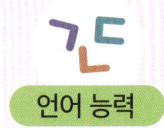
언어 능력

🍎 이름에 같은 글자가 들어가지 않는 것 1개를 찾아 ○ 해보세요.

❶
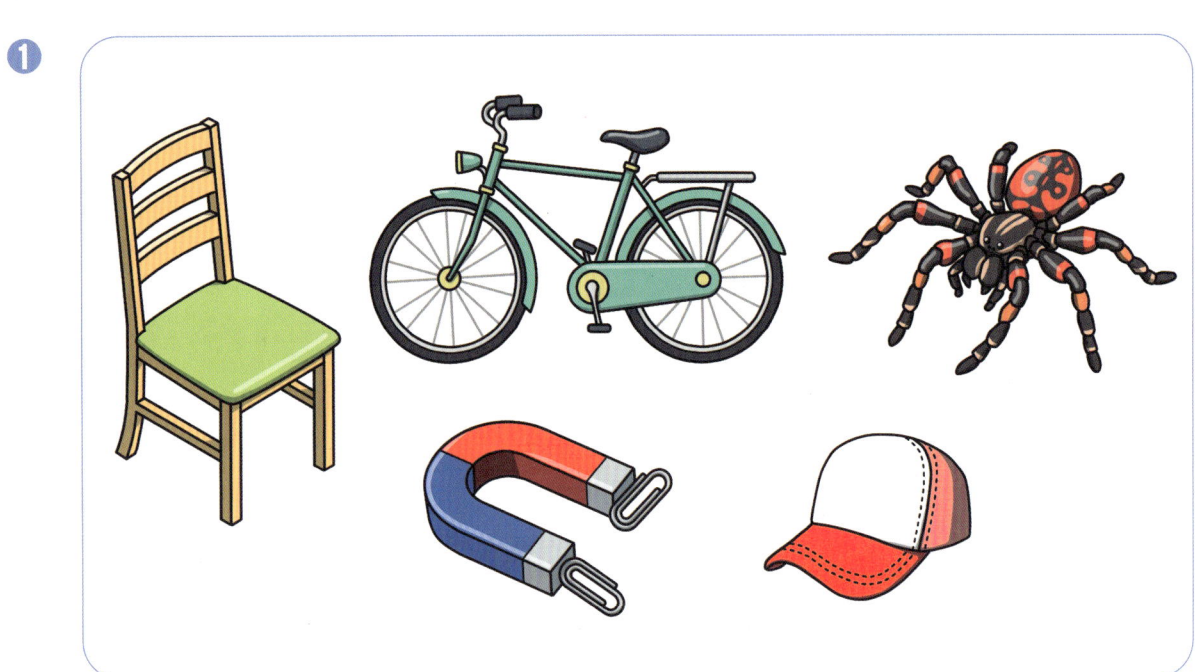

❷
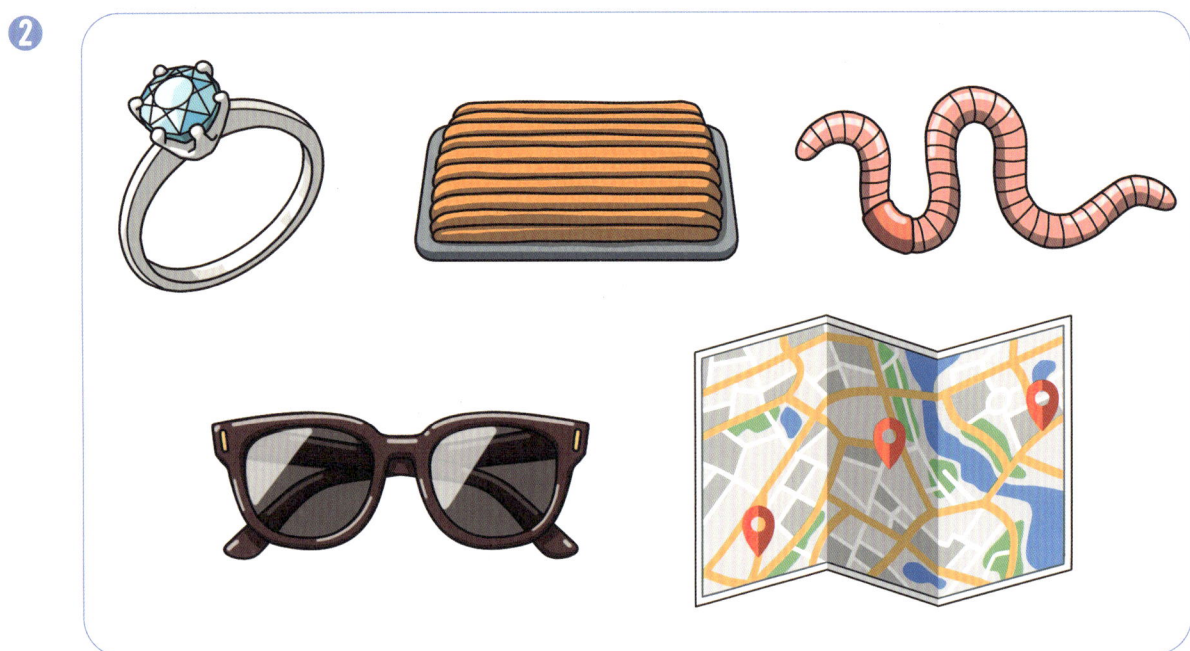

🍎 그림 아래에 이름을 적어 보세요.

| 체감 난이도 ☆☆☆☆☆ | | 년　월　일　요일 |

조각 맞추기

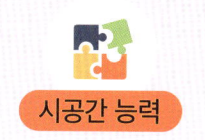

시공간 능력

🍎 2개의 그림이 4조각으로 나뉘어 섞여 있습니다. 아래에 조각의 번호를 채워 그림을 완성하고, 무엇의 그림인지 적어 보세요.

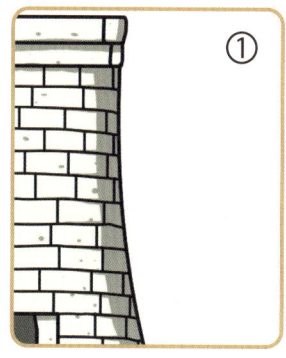 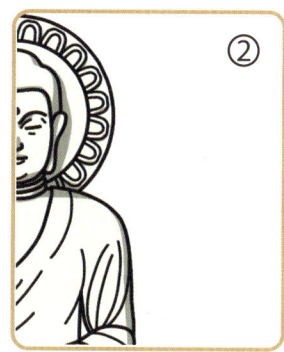 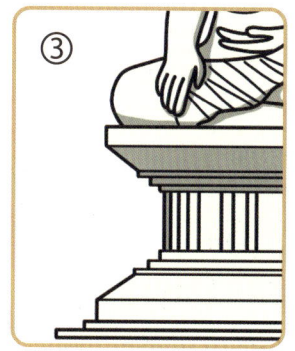 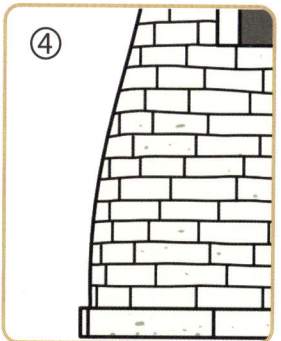

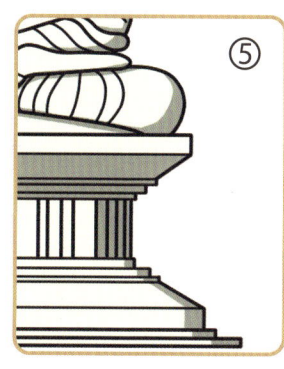 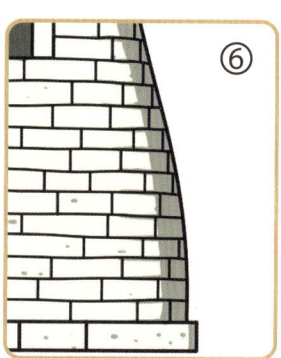 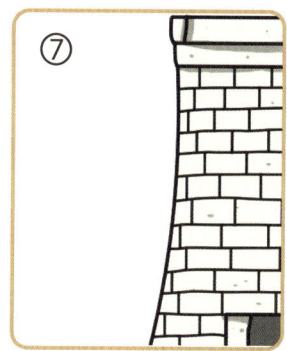 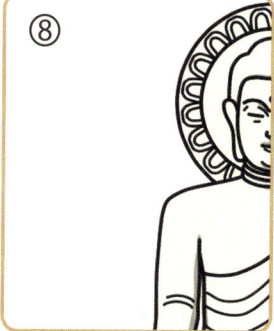

그림 1: _____   그림 2: _____

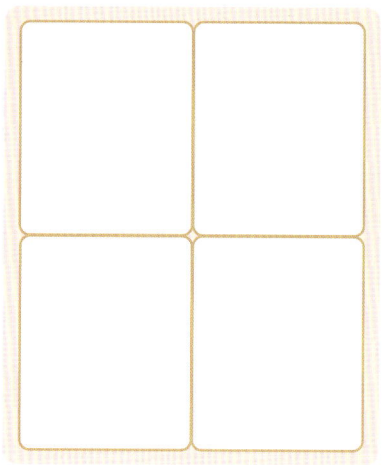 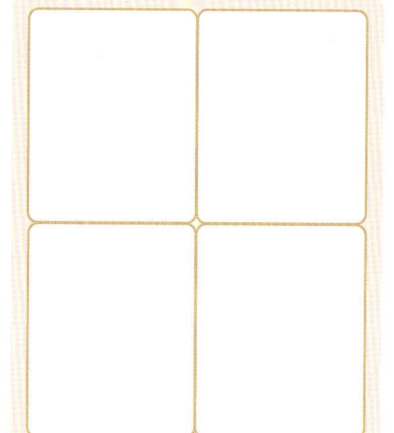

체감 난이도 ☆☆☆☆☆

년   월   일   요일

달라진 곳 찾기

주의 집중력

왼쪽 사진을 보고 오른쪽 사진에서 달라진 곳 3군데를 찾아 오른쪽 사진에 ○ 해보세요.

❶
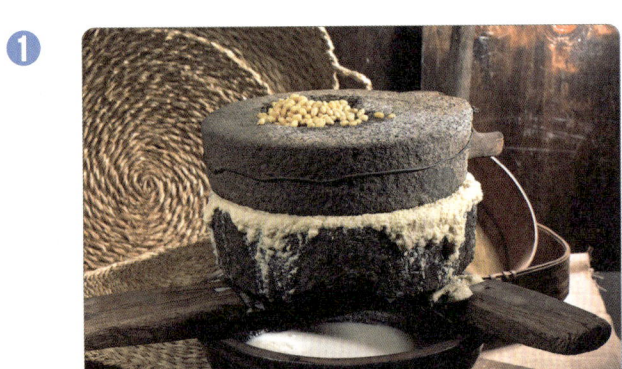 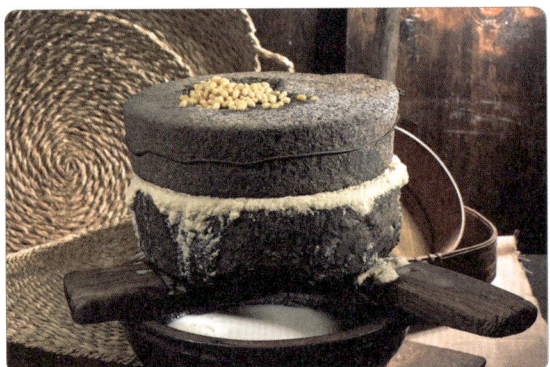

❷
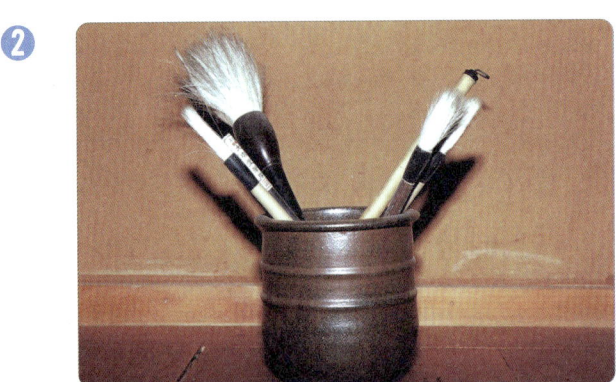 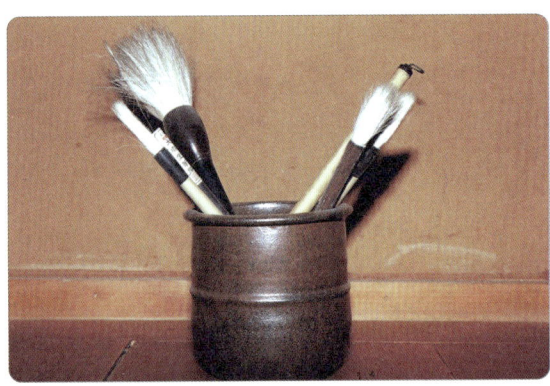

❸
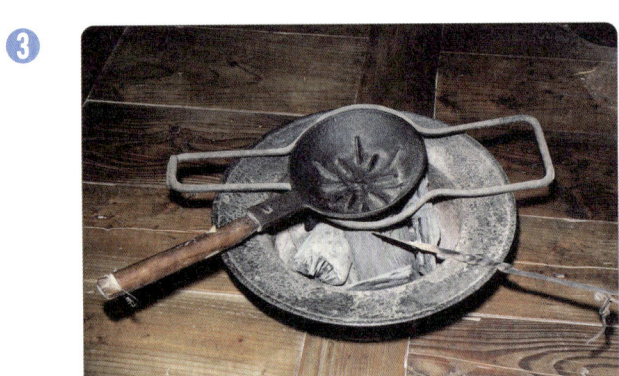 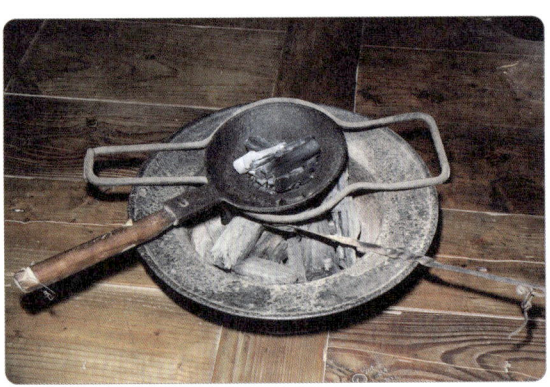

✓ 제시된 것 중 추억이 있는 것은 무엇인가요? 추억을 적고 이야기해 보세요.

물건   추억

42

체감 난이도 ☆☆☆☆☆

지명 찾기

년　　월　　일　　요일

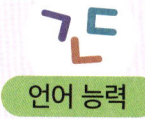
언어 능력

🍵 왼쪽의 글자들을 배열하여, 도시명 두 개를 만들어 보세요.

❶ 산　주　부　원　➡　☐☐　☐☐

❷ 울　광　산　주　➡　☐☐　☐☐

❸ 주　천　춘　청　➡　☐☐　☐☐

❹ 제　릉　주　강　➡　☐☐　☐☐

❺ 항　초　포　속　➡　☐☐　☐☐

❻ 원　천　수　인　➡　☐☐　☐☐

❼ 대　주　충　전　➡　☐☐　☐☐

✓ 위 지역 중에서 지금 살고 있는 곳과 가장 가까운 곳은 어디인가요?

43

체감 난이도 ☆☆☆☆☆

속담과 관련된 그림 찾기

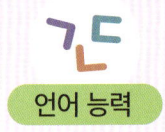
언어 능력

년 월 일 요일

왼쪽 속담의 빈칸에 들어갈 단어를 오른쪽 그림에서 찾아 선으로 연결해 보세요.

고래 싸움에 ◯ 등 터진다. • •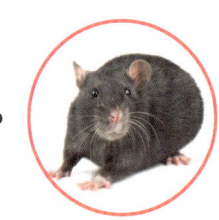

닭 쫓던 ◯ 지붕 쳐다본다. • •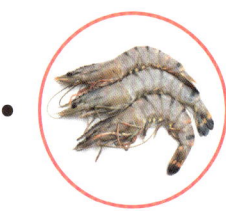

◯ 목에 방울 달기 • •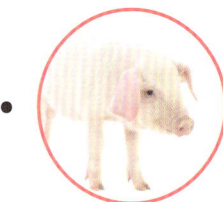

◯ 날자 배 떨어진다. • •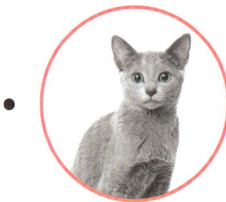

◯ 목에 진주 목걸이 • •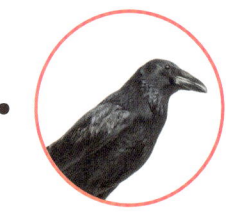

독 안에 든 ◯ • •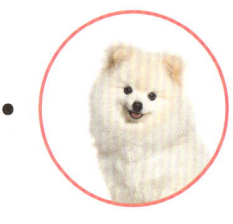

☑ 알고 있는 속담 2개를 더 적어 보세요.

체감 난이도 ★☆☆☆☆

틀린 그림 찾기

년 월 일 요일

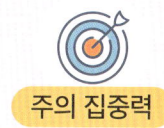
주의 집중력

위 사진을 보고 아래 사진에서 달라진 곳 5군데를 찾아 아래 사진에 ○ 해보세요.

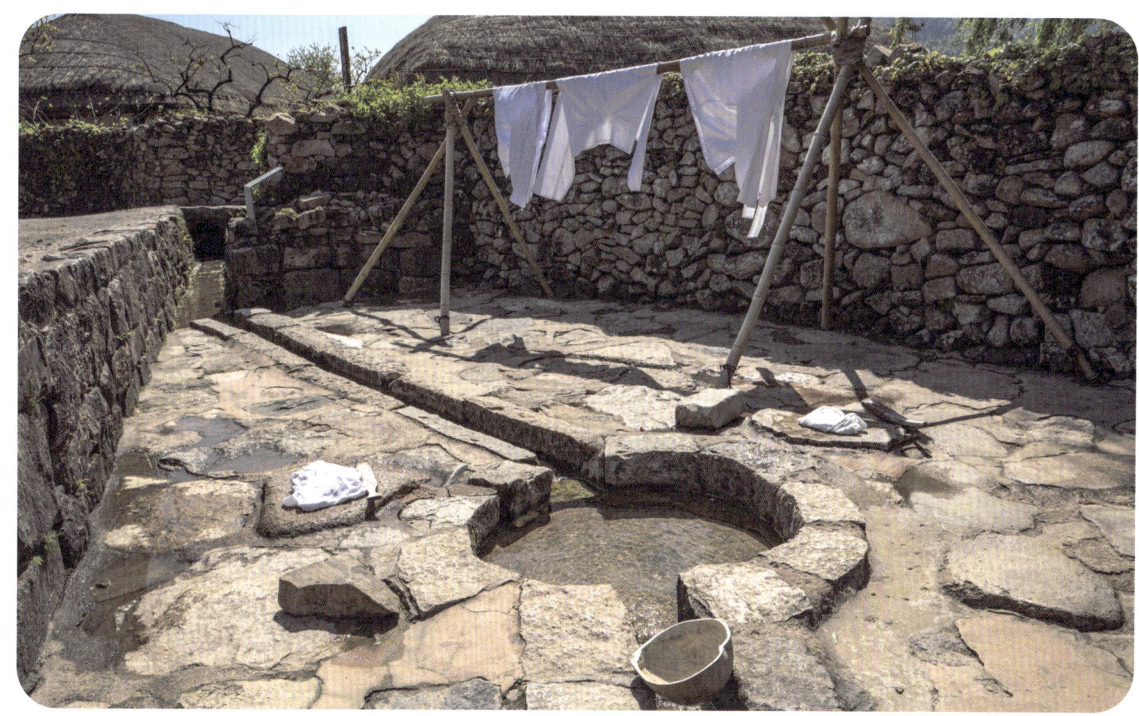

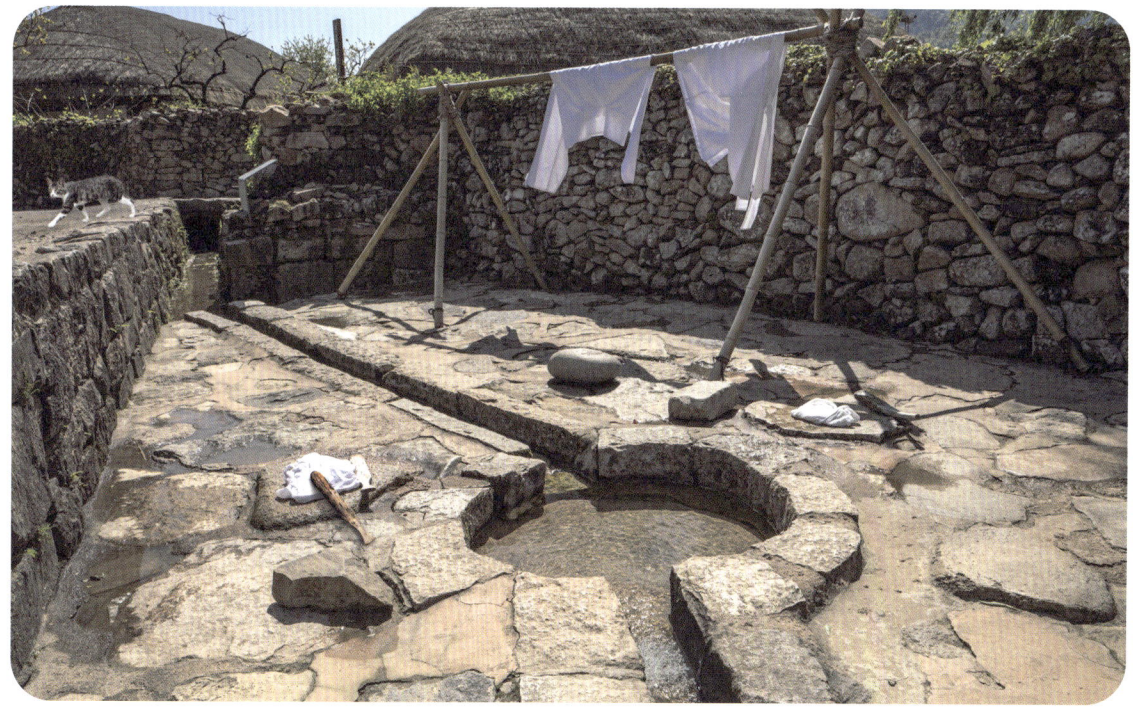

✓ 사진 속 풍경과 관련된 추억이 있나요? 추억을 적고 이야기해 보세요.

45

쉬 어 가 는 페 이 지

점 연결하기

숫자를 1부터 순서대로 연결해 보세요.

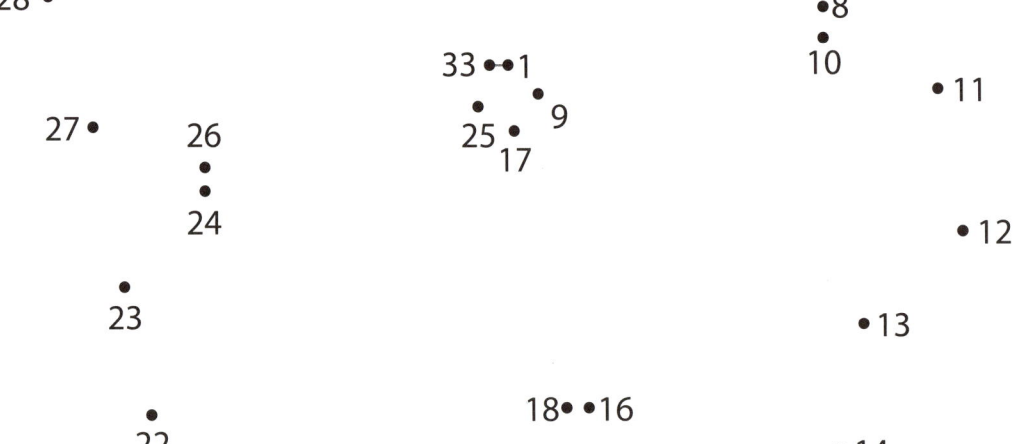

그림을 예쁘게 색칠해 보세요.

| 체감 난이도 ☆☆☆☆☆ | 년 월 일 요일 |

초성 퀴즈

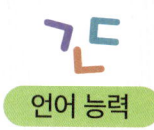
언어 능력

🍎 사진과 설명을 보고 초성 퀴즈를 풀어 보세요. 단어는 명절이나 절기와 관련이 있습니다.

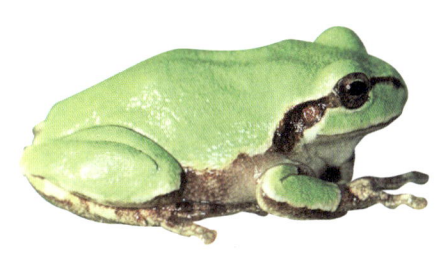

양력 3월 5일경

겨울잠을 자던 벌레, 개구리 등이 깨어 꿈틀거리기 시작하는 시기

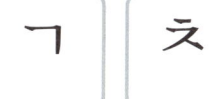
ㄱ ㅊ

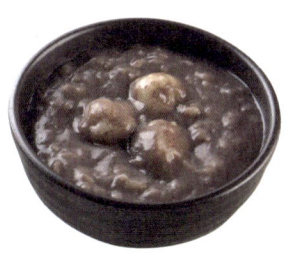

음력 11월 중순

밤이 가장 길고 낮이 가장 짧은 날

ㄷ ㅈ

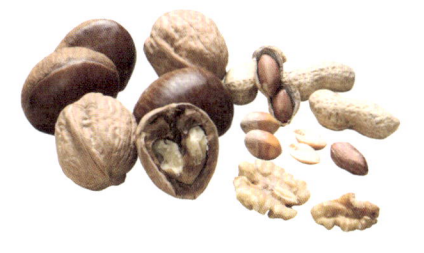

음력 1월 15일

한 해의 첫 보름이자 보름달이 뜨는 날로, 1년의 길흉을 점치고 각종 소원을 비는 날

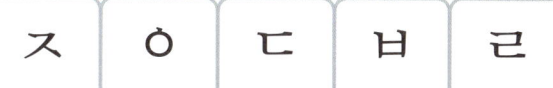
ㅈ ㅇ ㄷ ㅂ ㄹ

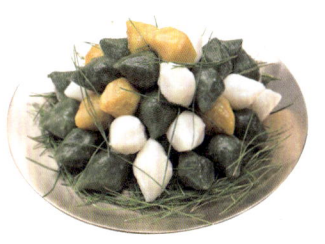

음력 8월 15일

가을의 한가운데 달이라는 뜻을 지니고 있는 명절

ㅊ ㅅ

체감 난이도 ☆☆☆☆☆

다른 그림 찾기

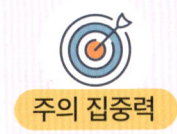
주의 집중력

년　월　일　요일

🍎 아래에는 보기 의 펭귄들과 다른 펭귄이 4마리 있습니다. 찾아서 ○ 해보세요.

보기

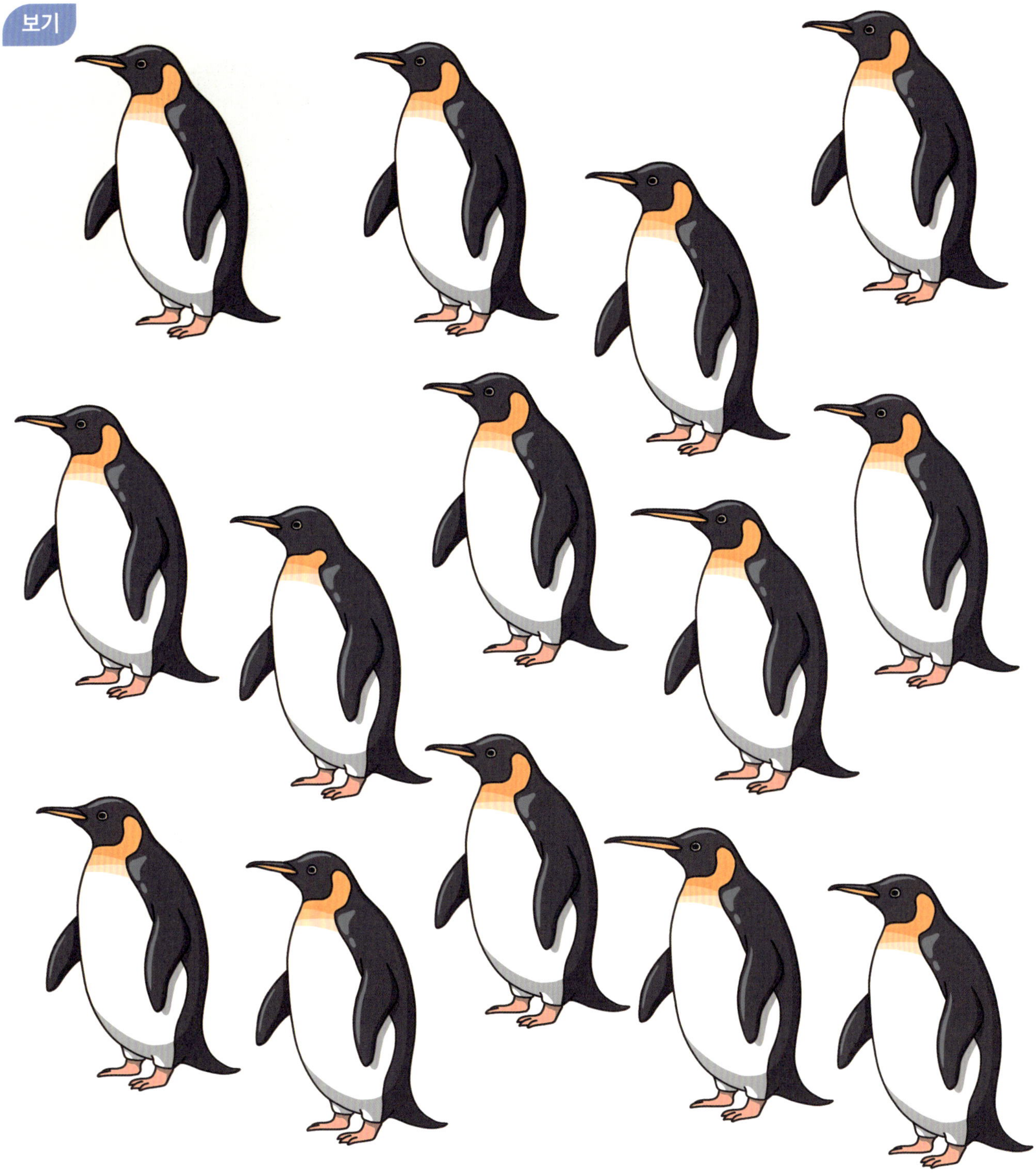

🍎 펭귄은 어디에서 사는 동물인가요?

체감 난이도 ☆☆☆☆☆

가운데 들어갈 글자 찾기

년   월   일   요일

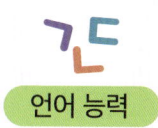
언어 능력

🍎 가운데 어떤 글자가 들어가면 가로세로 단어를 만들 수 있습니다. 어떤 글자가 들어갈지 적어 보세요.

보기

```
      율              주
  이  무  기      무      기
      차              자
```

```
      수              자
  자      심      미      원
      수              가
```

```
      집              연
  기      기      환      구
      력              자
```

🍎 정답으로 찾은 글자 6개를 이용하여 세 글자로 된 단어를 2개 만들어 보세요.

체감 난이도 ☆☆☆☆☆

년 월 일 요일

조합 연결하기

주의 집중력

🍎 왼쪽 도자기의 그림자에 해당하는 것을 오른쪽에서 찾아 연결해 보세요.

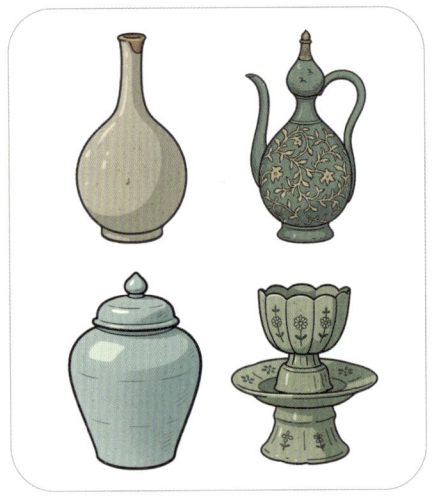
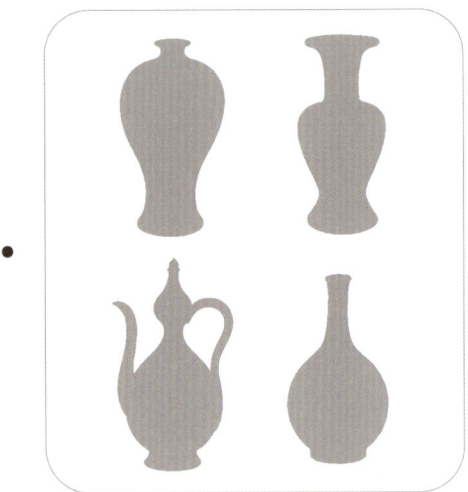

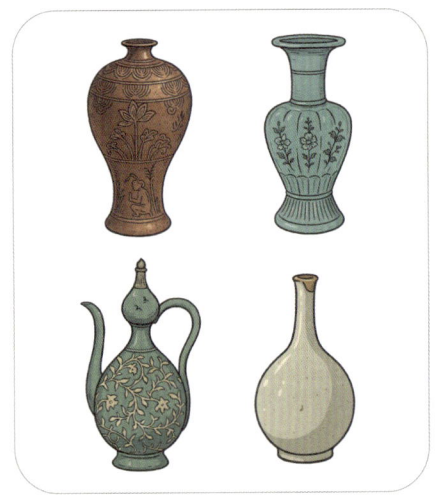
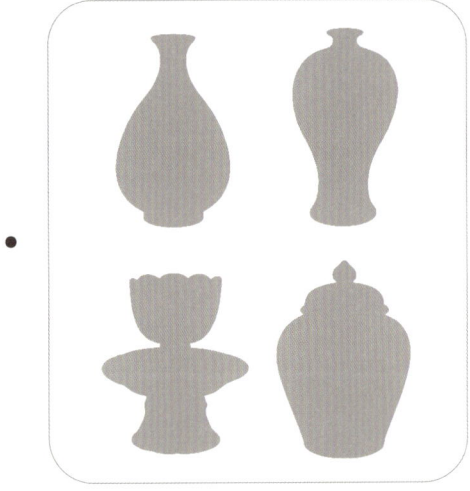

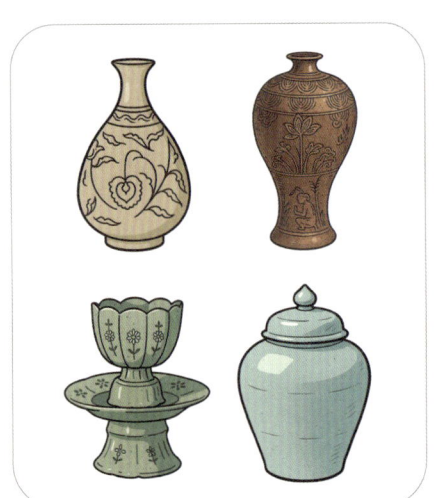
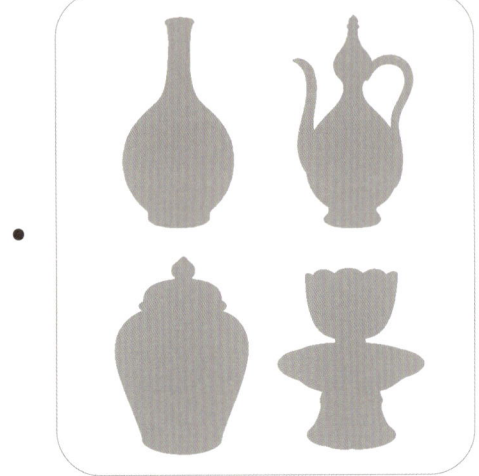

체감 난이도 ☆☆☆☆☆

년 월 일 요일

관련 있는 것끼리 연결하기

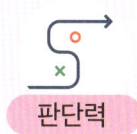
판단력

🍎 서로 관련 있는 것끼리 선으로 연결해 보세요.

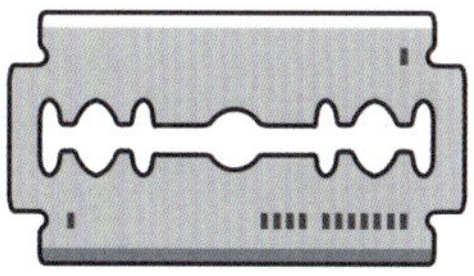

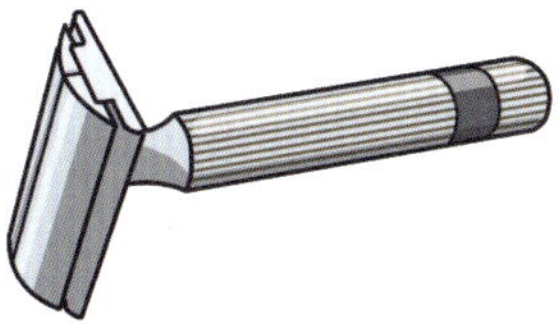

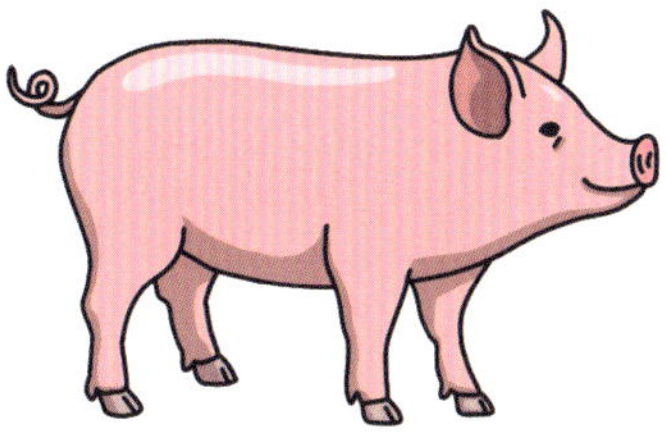

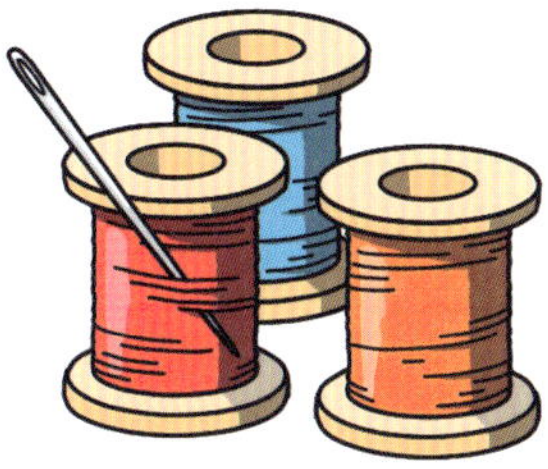

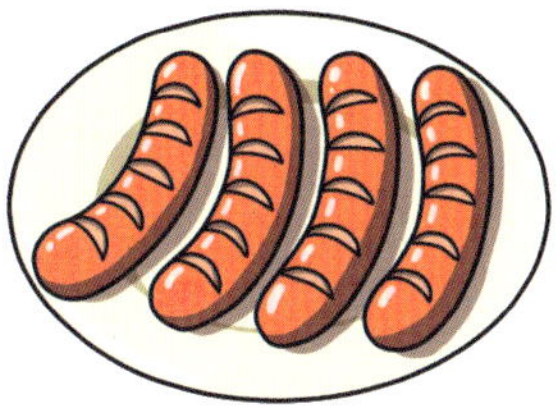

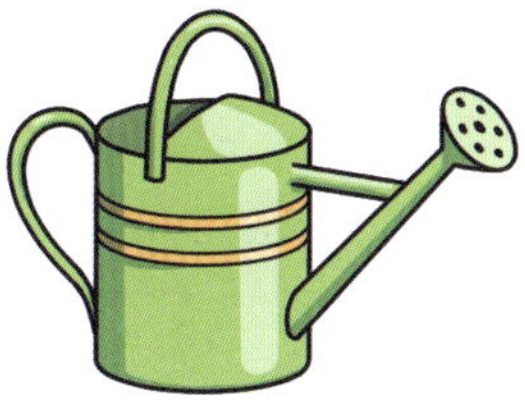

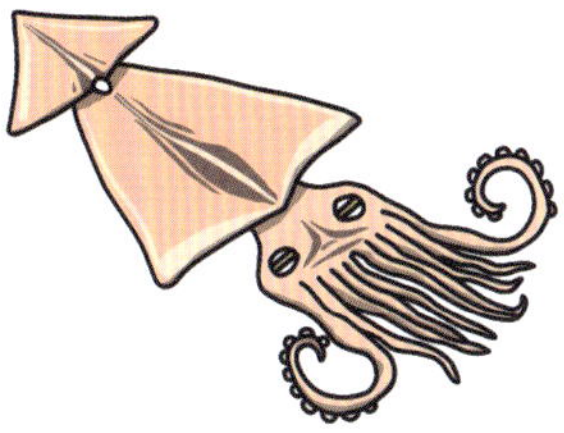

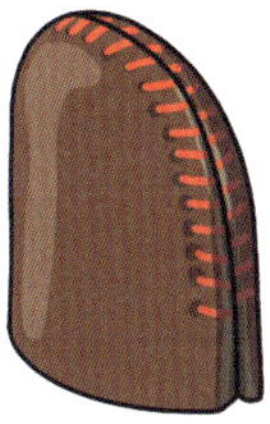

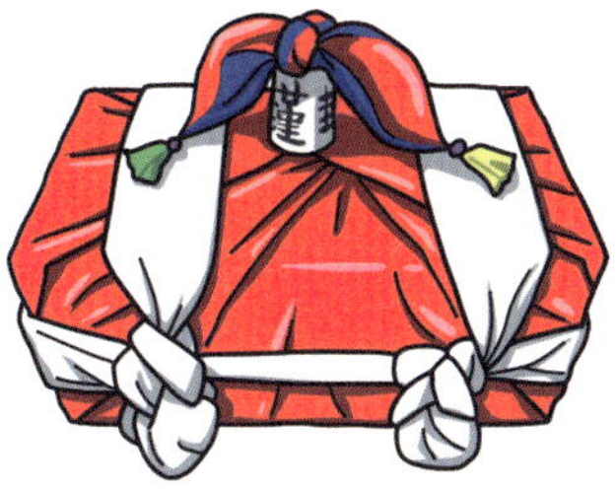

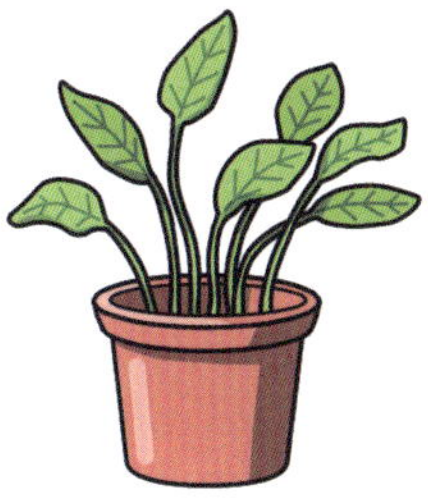

🍎 그림 아래에 물건의 이름을 적어 보세요.

🍎 가장 최근에 본 물건은 무엇인지 ○ 해보세요.

| 체감 난이도 ☆☆☆☆☆ | 년 월 일 요일 |

규칙대로 계산하기

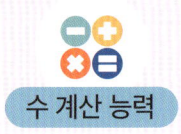
수 계산 능력

🍎 출발부터 도착까지 어떤 규칙으로 숫자가 적혀 있습니다. 빈칸에 들어갈 수를 계산해서 적어 보세요.

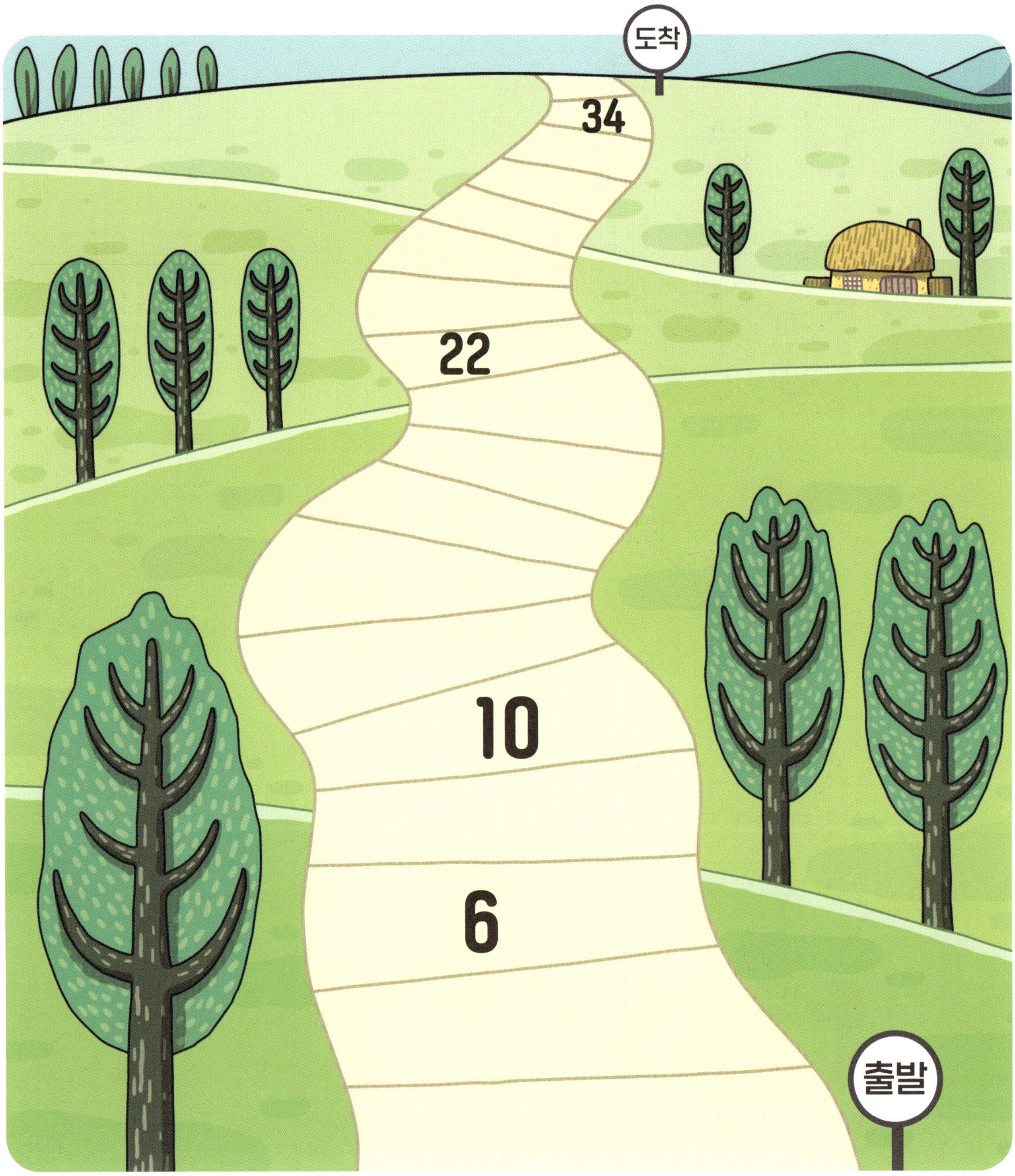

도착
34

22

10

6

출발

🍎 4번째 칸, 9번째 칸, 15번째 칸의 합은 얼마일까요?

🍎 끝에서 5번째 칸의 수에서 끝에서 11번째 칸의 수를 빼면 얼마일까요?

쉬어 가는 페이지

사다리 타기

🍎 사다리 타기는 세로줄을 타고 내려가면서 가로줄을 만날 때마다 꺾어서 내려가는 규칙이 있는 놀이입니다. 사다리를 타고 내려가면 어떤 물건과 연결될까요?

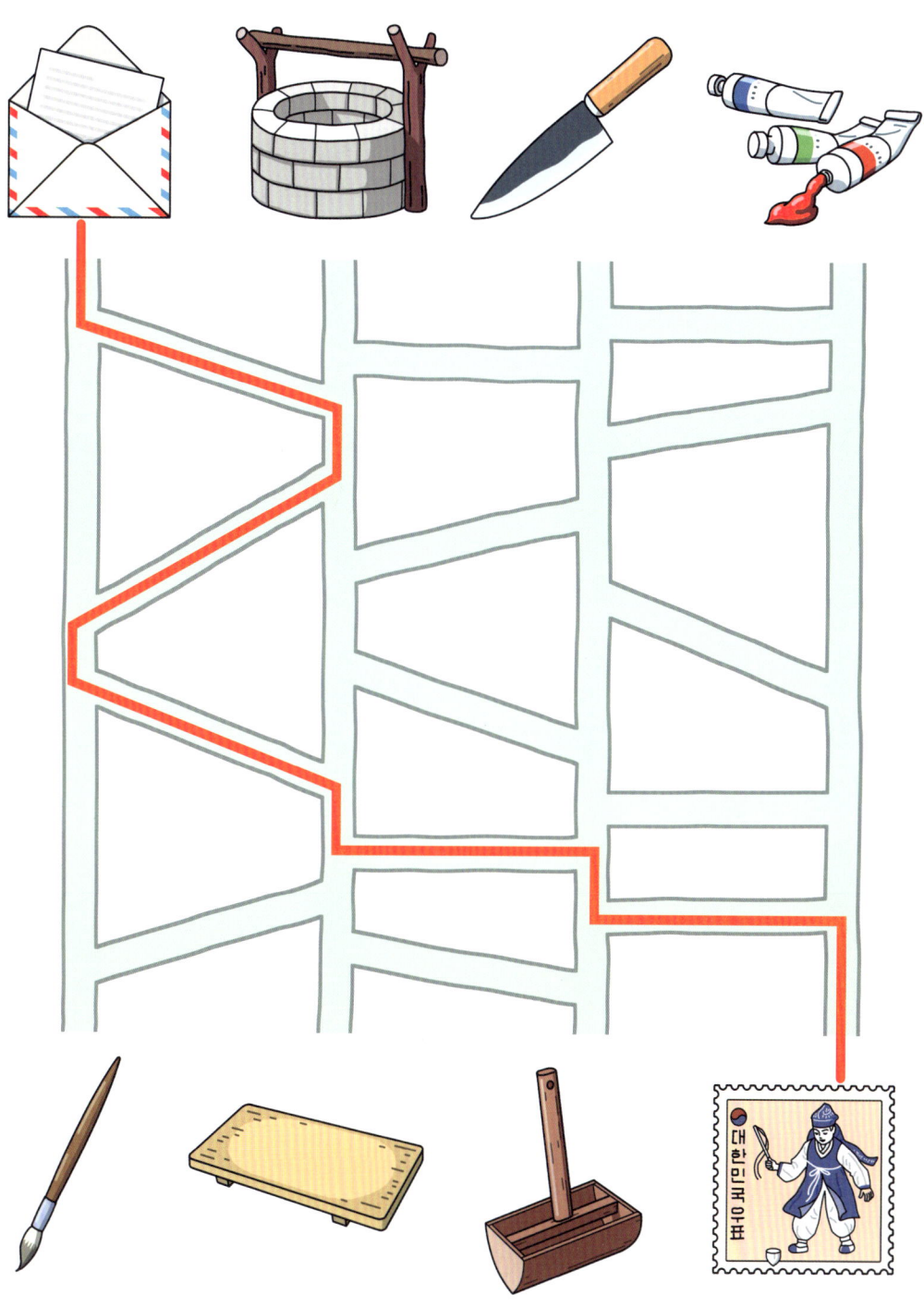

🍎 물건의 이름을 그림 아래에 적어 보세요.

체감 난이도 ☆☆☆☆☆

년 월 일 요일

공통으로 들어갈 글자 찾기

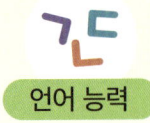

언어 능력

보기 와 같이 가운데 어떤 글자가 들어가면 세 단어가 완성됩니다. 어떤 글자가 들어가면 될까요?

보기

오	↘		↗	다
나	→	이	→	테
사	↗		↘	지

메	↘		↗	지
방	→		→	쇠
강	↗		↘	리

자	↘		↗	미
화	→		→	품
흑	↗		↘	가

고	↘		↗	함
비	→		→	니
공	↗		↘	마

영	↘		↗	육
과	→		→	원
탕	↗		↘	증

운	↘		↗	차
눈	→		→	자
자	↗		↘	회

| 체감 난이도 ☆☆☆☆☆ | 년 월 일 요일 |

어떤 그림이 될까요?

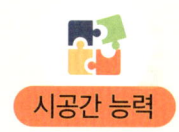

시공간 능력

 세 가지 모양을 겹치면 어떤 그림이 될지 찾아보세요.

❶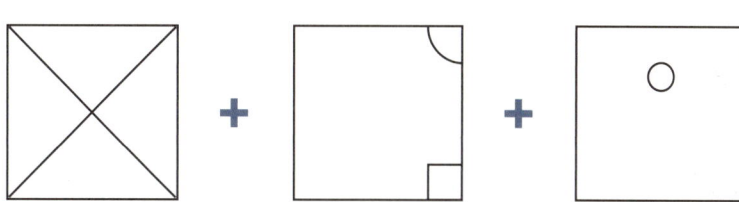

① 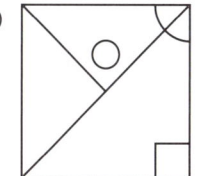 ② 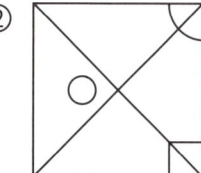 ③ 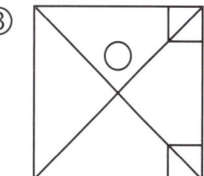 ④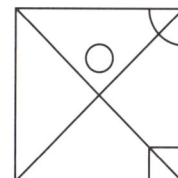

❷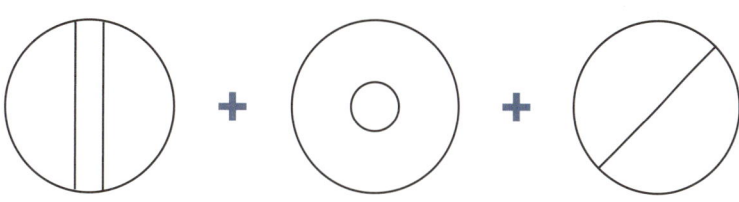

① 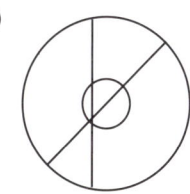 ② 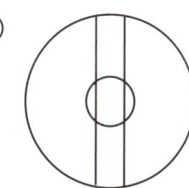 ③ 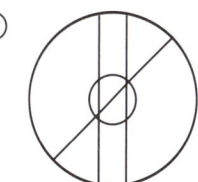 ④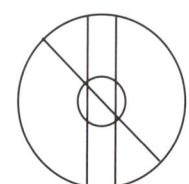

❸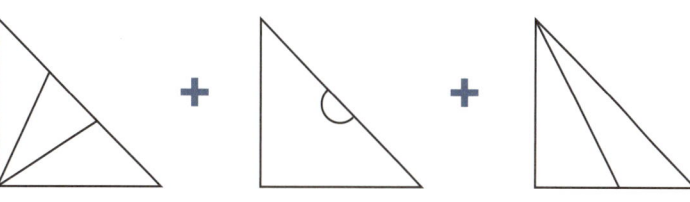

① 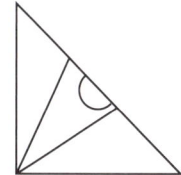 ② 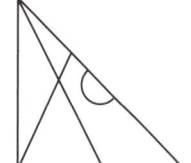 ③ 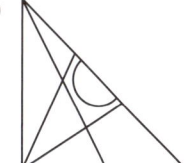 ④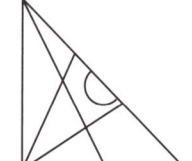

체감 난이도 ☆☆☆☆☆

년 월 일 요일

음식 찾기

판단력

🍵 왼쪽 음식과 같은 방법으로 조리한 음식을 오른쪽에서 찾아 선으로 연결하세요.

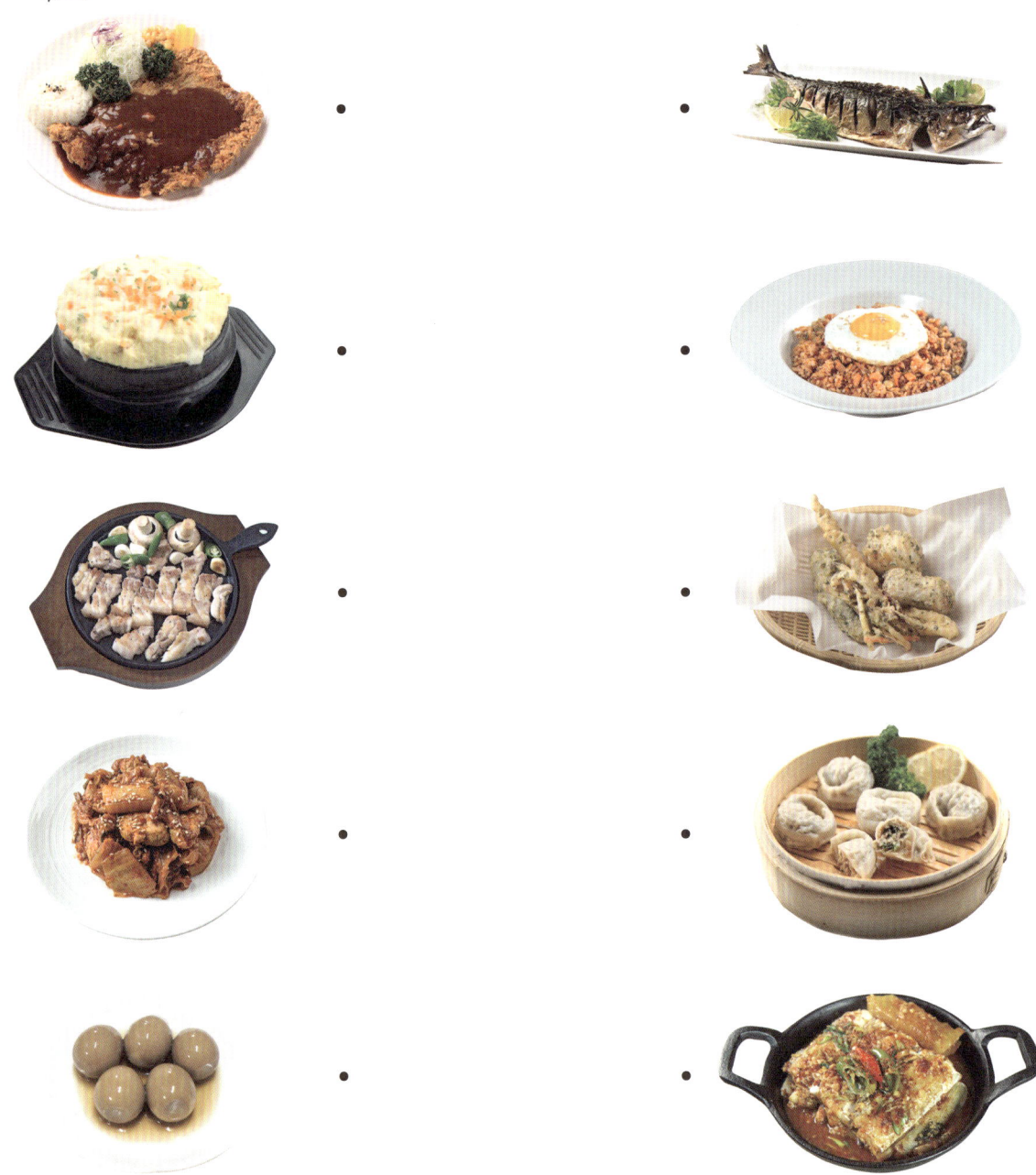

🍵 사진 아래에 음식의 이름과 조리 방법을 적어 보세요.

✅ 위 음식 중에서 가장 좋아하는 음식 이름을 적어 보세요.

체감 난이도 ☆☆☆☆☆　　　　　년　월　일　요일

틀린 그림 찾기

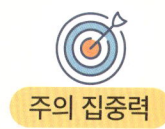
주의 집중력

- 그림의 달라진 곳 5군데를 찾아 아래 그림에 ○ 해보세요.

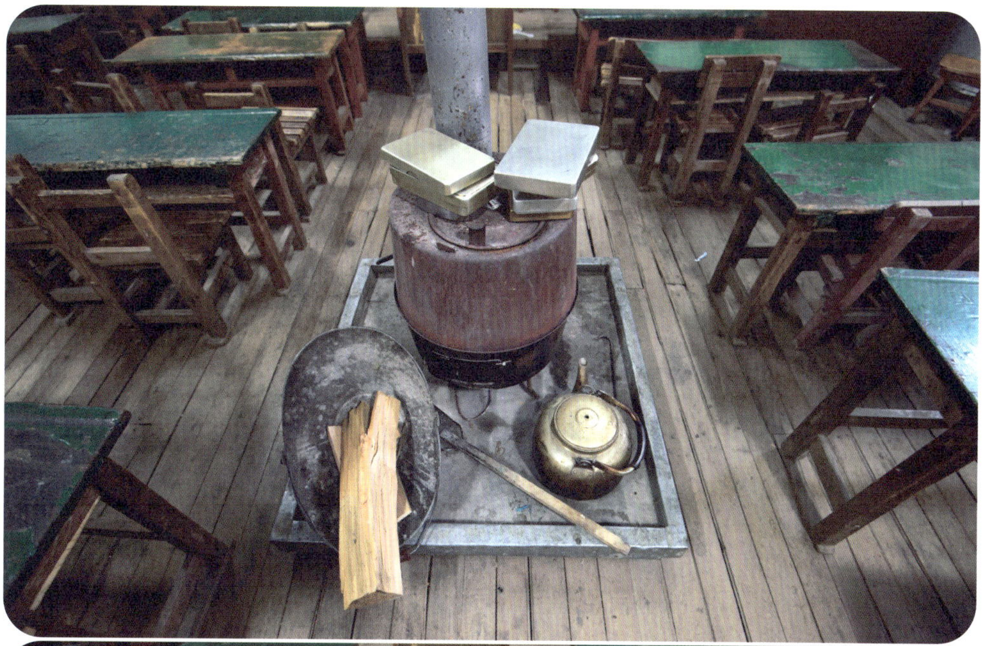

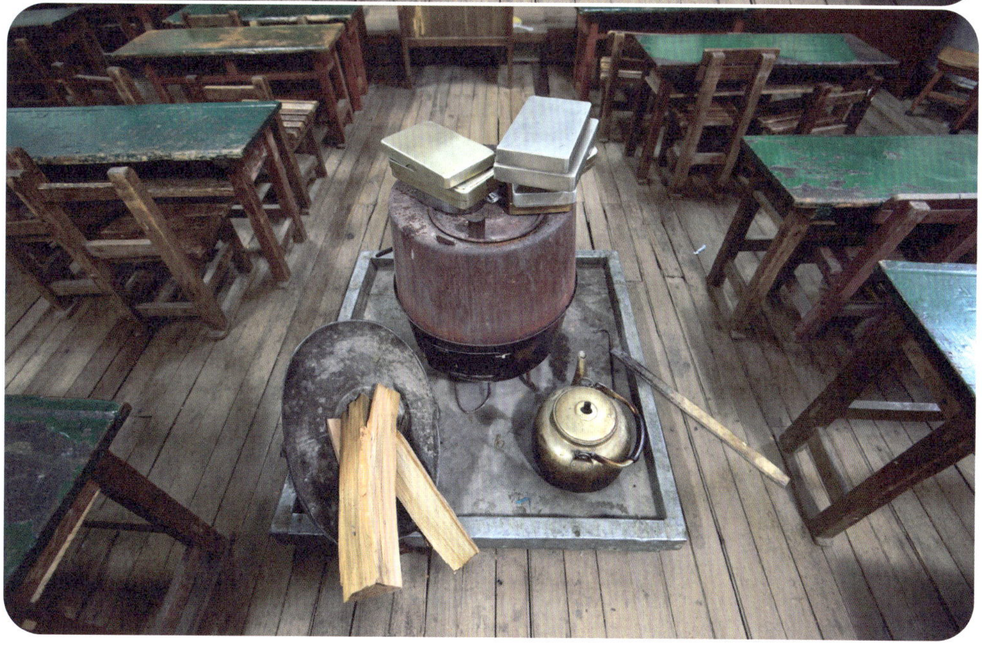

- 사진을 보고 떠오르는 감정을 적어 보세요.

✓ 사진 속 풍경과 관련된 추억이 있나요? 추억을 적고 이야기해 보세요.

체감 난이도 ☆☆☆☆☆

필요한 도구 연결하기

년　월　일　요일

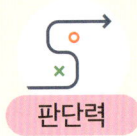
판단력

🪴 해당 장소에 필요한 도구를 알맞은 기호로 표기해 보세요.

미용실 ⭕　　　목공소 △

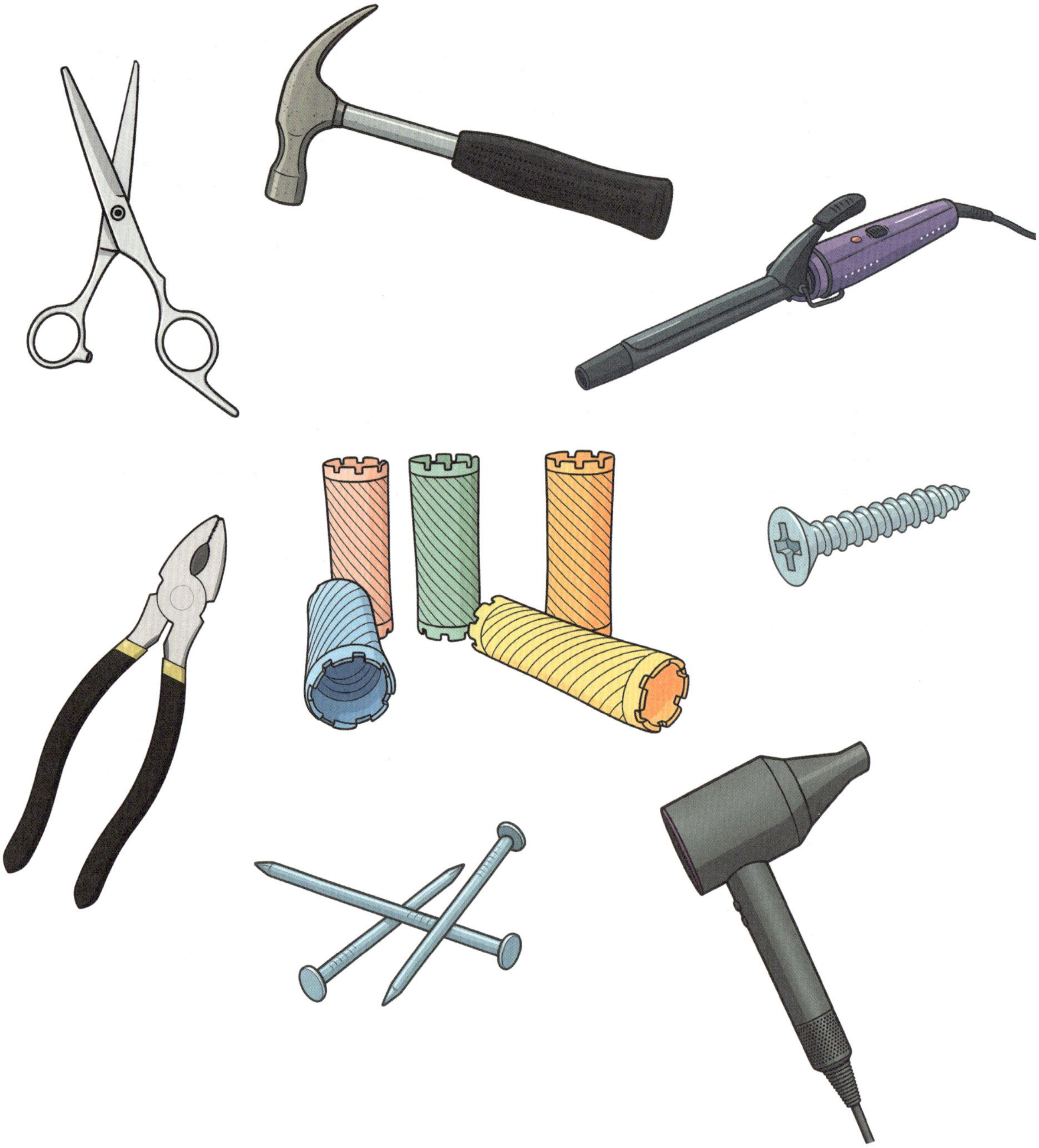

🪴 그림 아래에 물건의 이름을 적어 보세요.

체감 난이도 ☆☆☆☆☆   년   월   일   요일

같은 그림 찾기

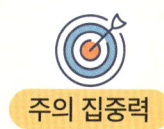
주의 집중력

🍎 보기 와 같은 그림 1개를 찾아보세요.

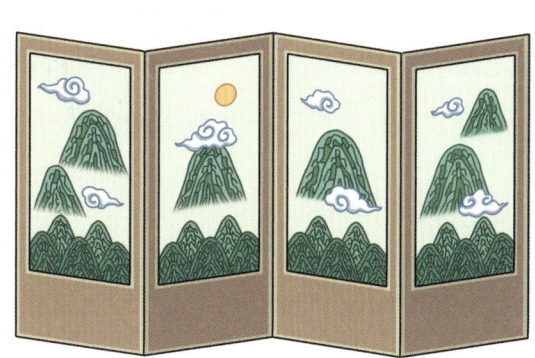

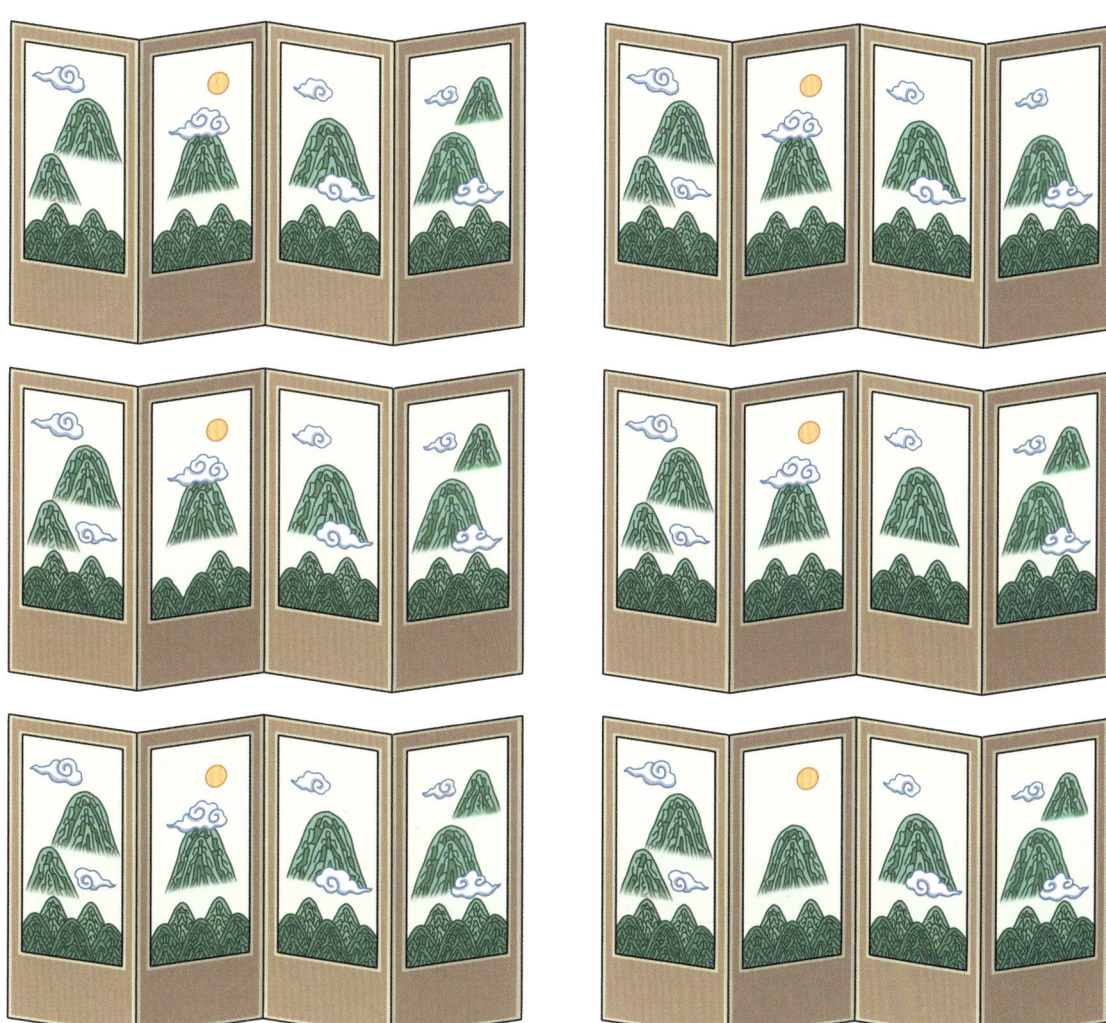

✅ 병풍과 관련된 추억이 있나요? 추억을 적고 이야기해 보세요.

쉬어가는 페이지 — 선 따라가기

🥣 선을 연결해 보고, 물건의 이름을 적어 보세요.

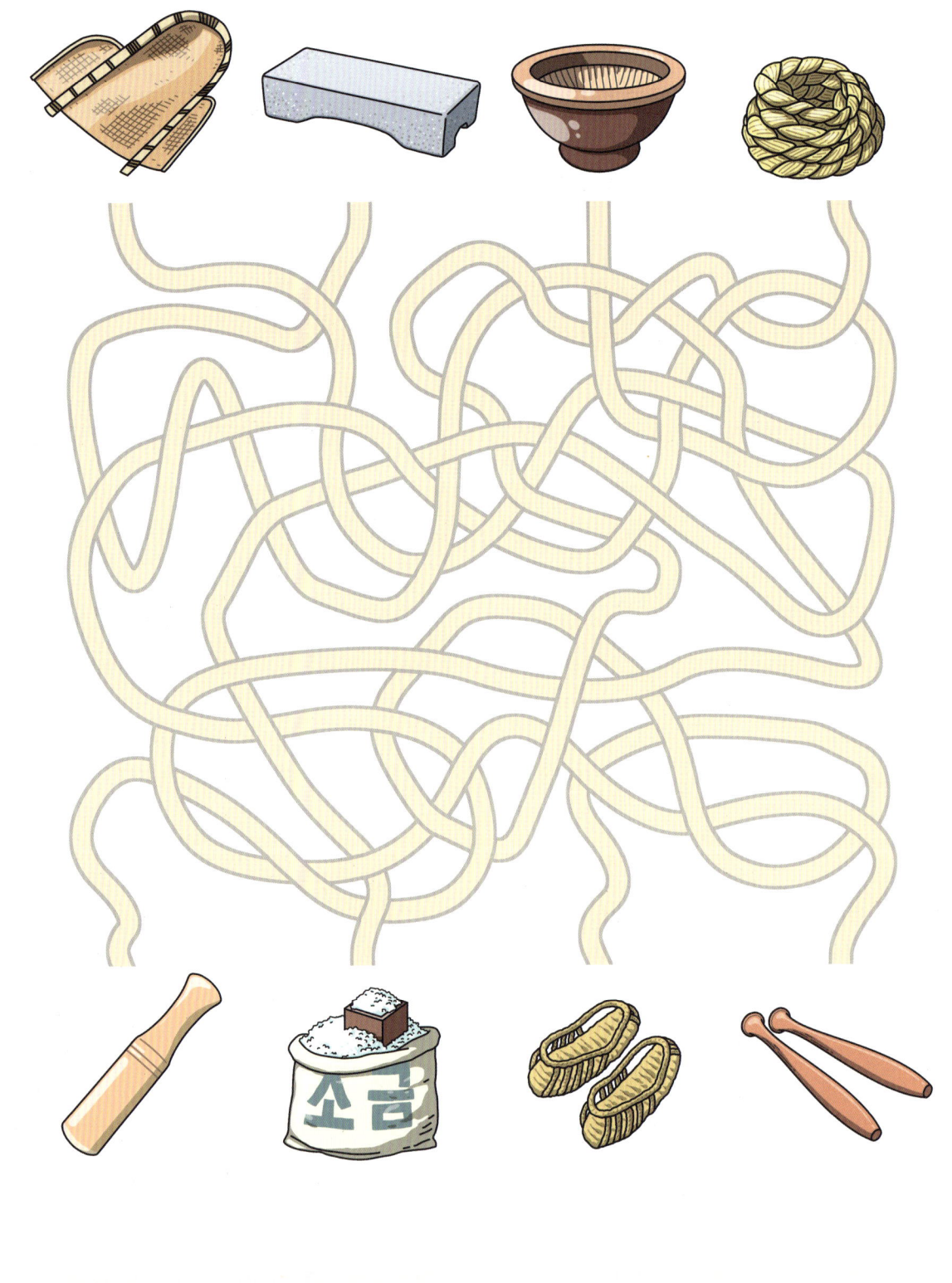

☑ 전통 물건 이름 5개를 적어 보세요.

단어 만들기

체감 난이도 ☆☆☆☆☆

년 월 일 요일

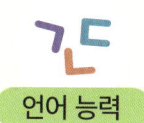

언어 능력

🍵 글자를 한 번씩 사용하여 각 주제에 맞는 단어를 만들어 보세요.

❶ 대한민국 행정구역

도 강 기
원 도 경

❷ 나라 이름

라 다 질
나 브 캐

❸ 대한민국 관광지

운 해 대
첨 대 성

❹ 관공서 이름

복 행 센
터 지 정

❺ 가전제품

리 전 다
화 기 미

❻ 음식 이름

비 밥 갈
비 찜 빔

체감 난이도 ☆☆☆☆☆

일기예보 보기

년 월 일 요일

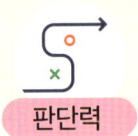
판단력

🍵 전국 일기예보 지도를 보고 문제를 풀어 보세요.

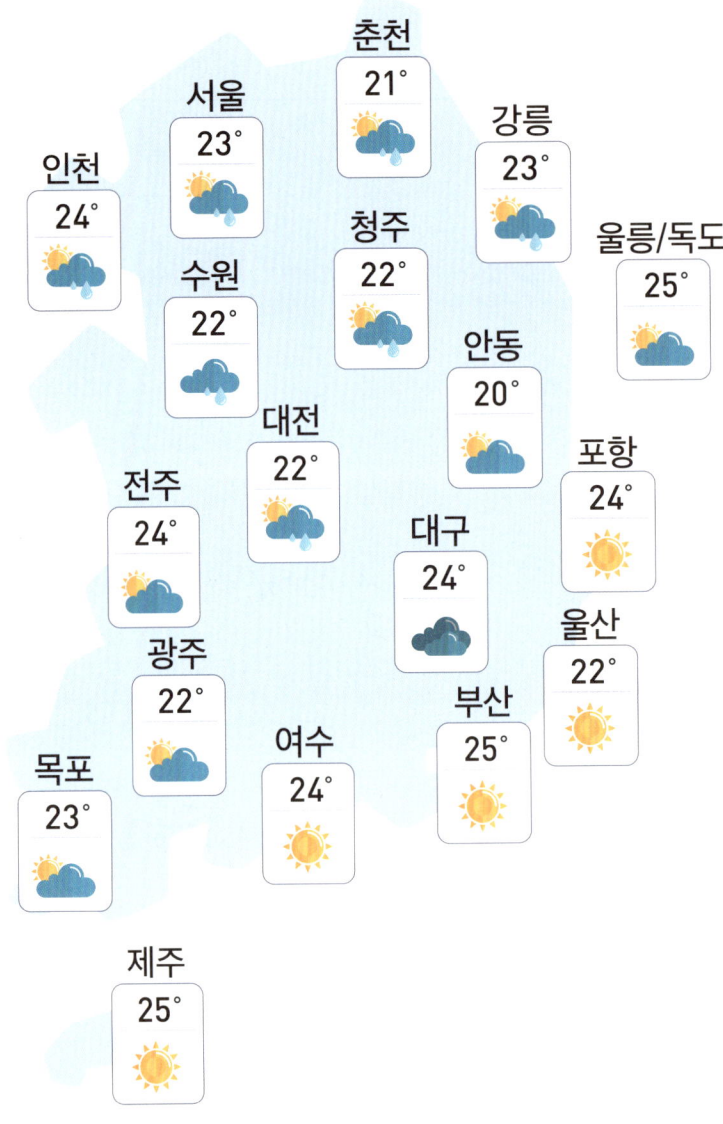

❶ 비가 올 수 있는 지역은 어디인가요?

❷ 맑은 지역은 어디인가요?

❸ 기온이 가장 낮은 지역은 어디인가요?

❹ 비가 오지 않고 흐린 지역은 어디인가요?

❺ 기온이 가장 높은 지역은 어디인가요?

체감 난이도 ☆☆☆☆☆ 년 월 일 요일

시계 보기

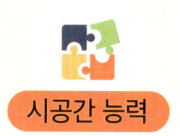
시공간 능력

- 위아래가 뒤집힌 시계를 보고 몇 시인지 맞혀 보세요.

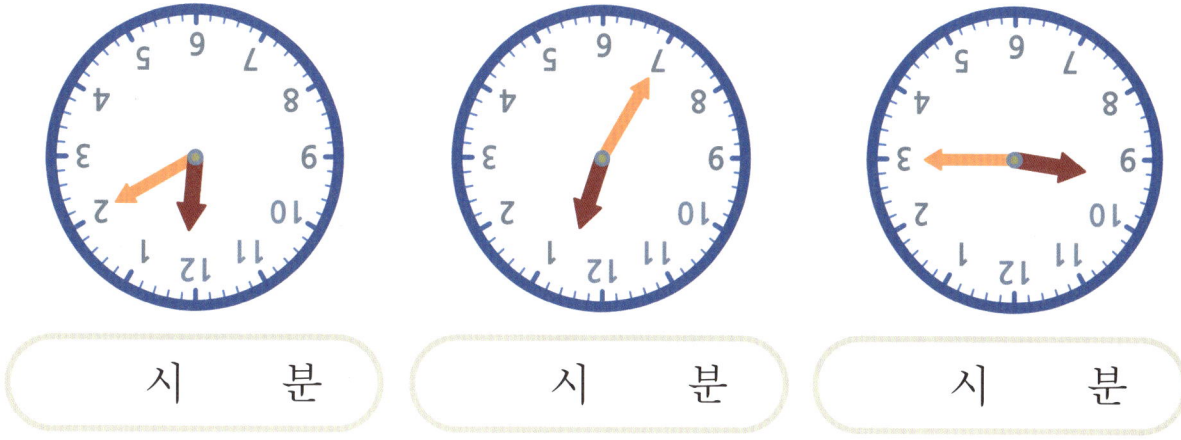

시 분   시 분   시 분

- 좌우가 바뀐 시계를 보고 몇 시인지 맞혀 보세요.

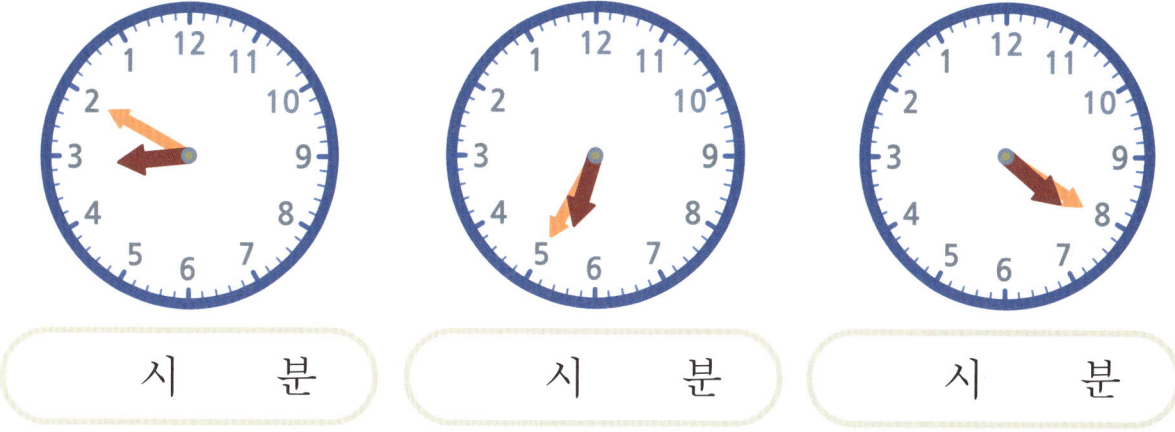

시 분   시 분   시 분

- 아침에 일어나는 시간, 하루 중 가장 좋아하는 시간, 밤에 잠드는 시간을 그려 주세요.

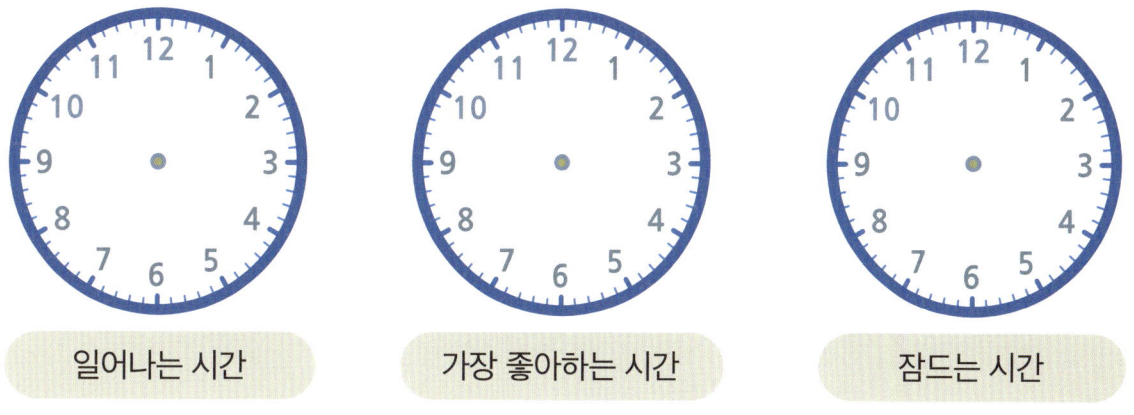

일어나는 시간   가장 좋아하는 시간   잠드는 시간

| 체감 난이도 ☆☆☆☆☆ | 년   월   일   요일 |

달라진 곳 찾기

주의 집중력

- 왼쪽 사진을 보고 오른쪽 사진에서 달라진 곳 5군데를 찾아 오른쪽 사진에 ○ 해보세요.

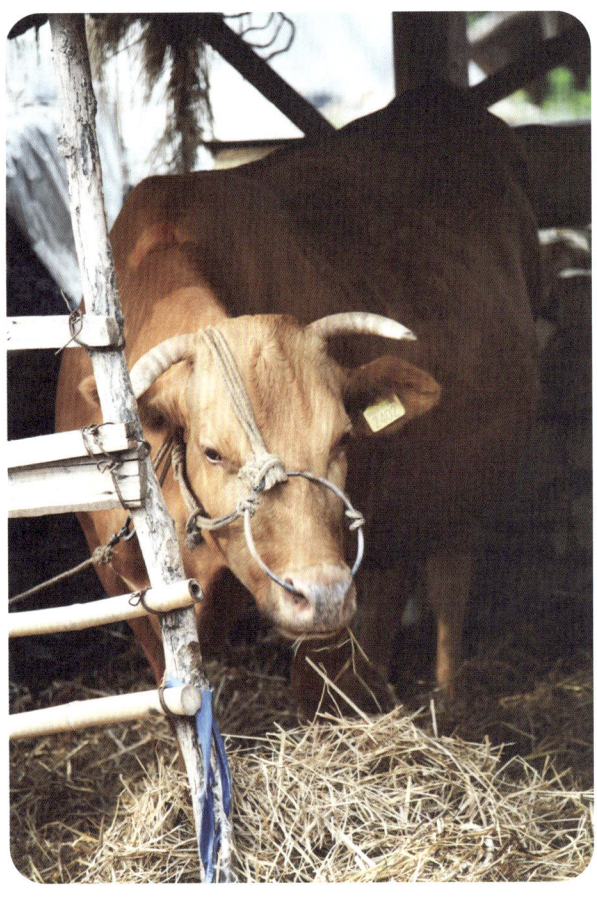
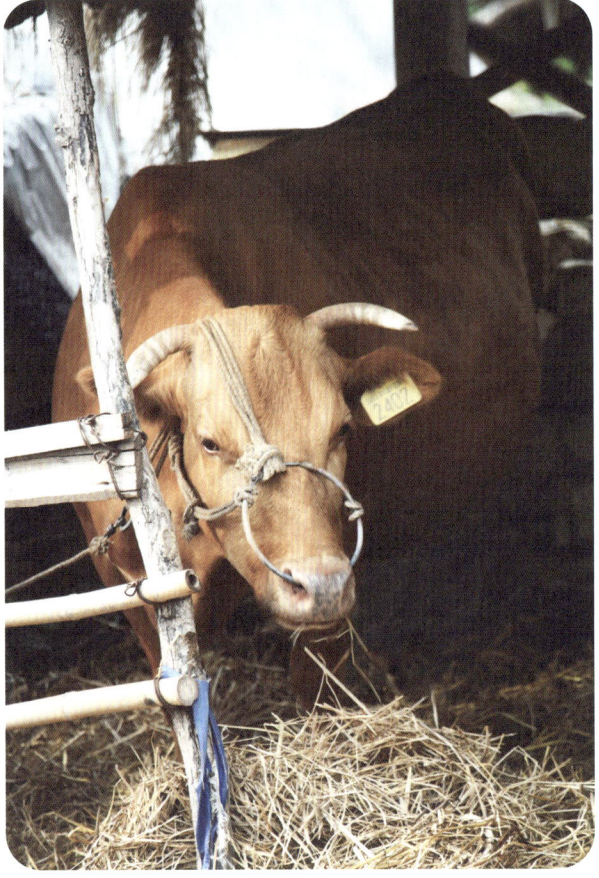

- 소가 사는 곳을 무엇이라고 하나요?

- 소의 코청을 꿰뚫어 끼는 나무 고리로, 고삐를 매는 데 쓰는 것을 무엇이라고 하나요?

- 다음 소 관련 속담의 빈칸을 채워 보세요.

　　쇠귀에 [　　] 읽기　　　　소 잃고 [　　　　] 고친다.

　　소 [　　] 보듯　　　　　　소 뒷걸음 치다 [　　] 잡는다.

체감 난이도 ☆☆☆☆☆

채소 기억하기

년 월 일 요일

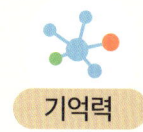

기억력

 아래 그림을 1분 동안 보고 뒷장으로 넘겨 주세요.

❶
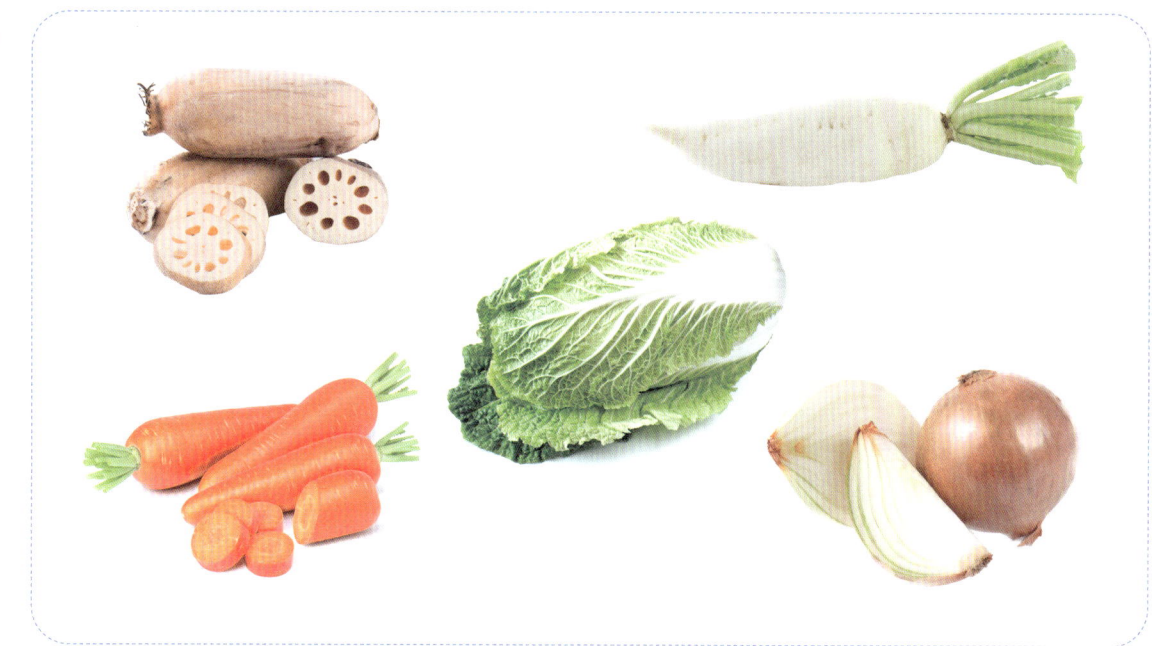

❷
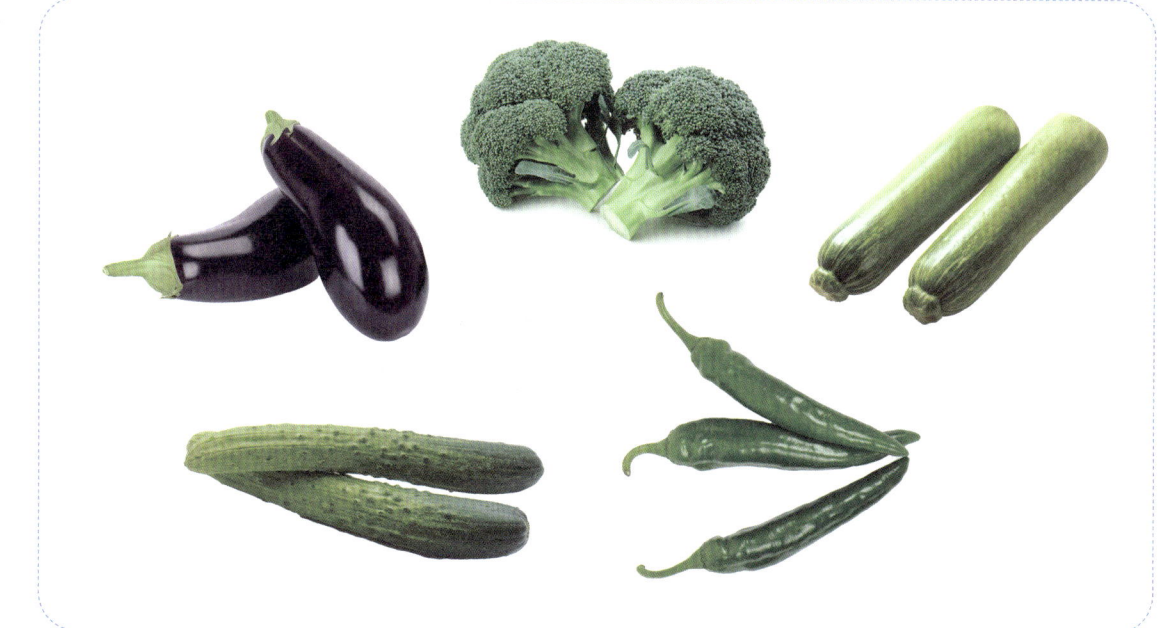

 채소 이름을 사진 아래에 적어 보세요.

 가장 좋아하는 채소에 ○ 해보세요.

앞 장에 없었던 채소만 ○ 해보세요.

❶
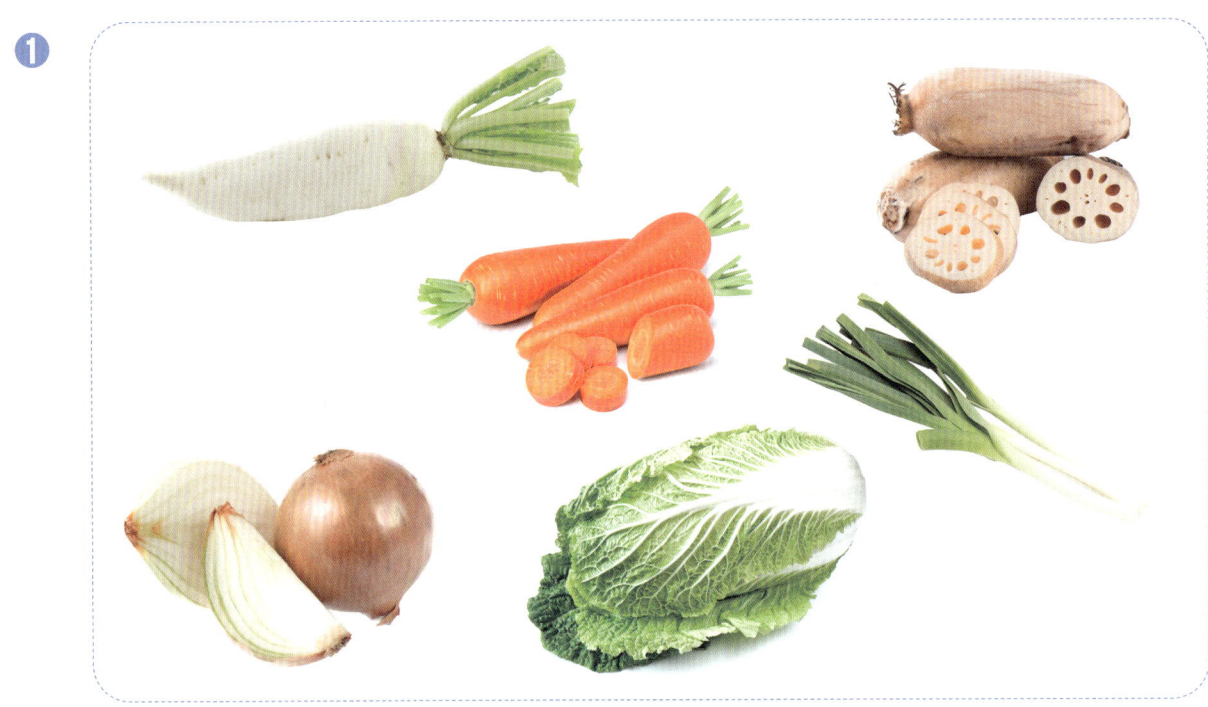

❷
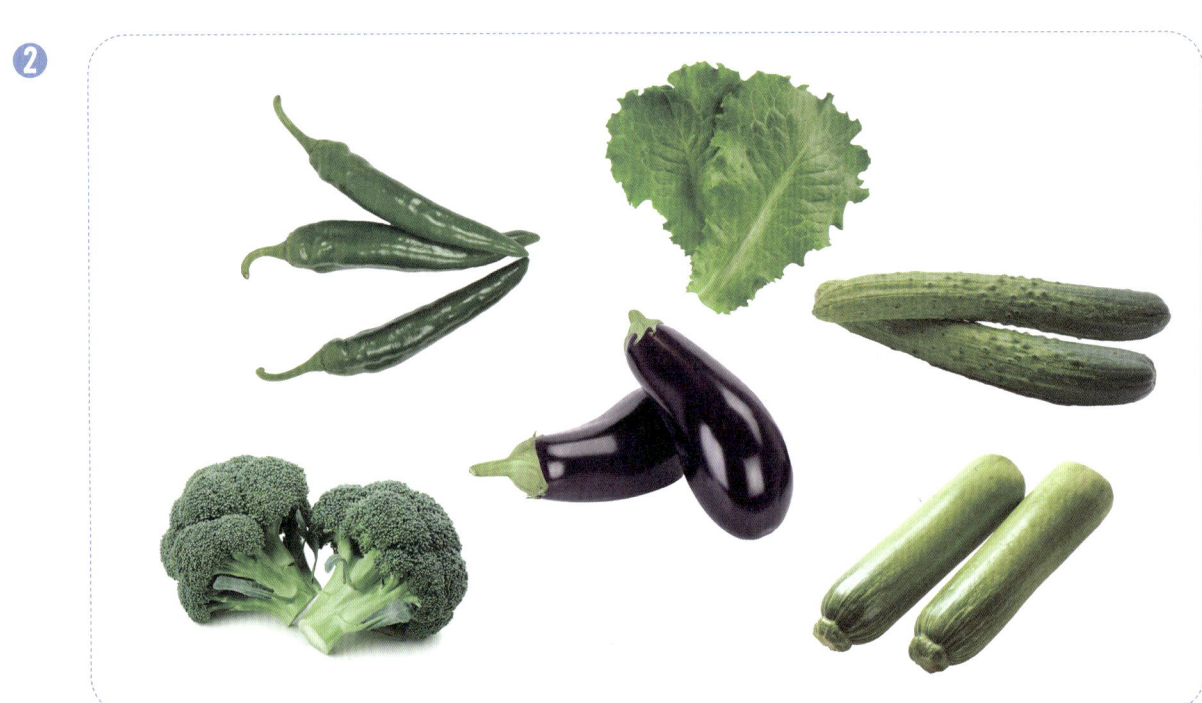

쉬어가는 페이지

숨은 그림 찾기

🍎 아래 그림에는 7개의 그림이 숨어 있어요. 숨은 그림을 찾아 연필로 ○ 해보세요.

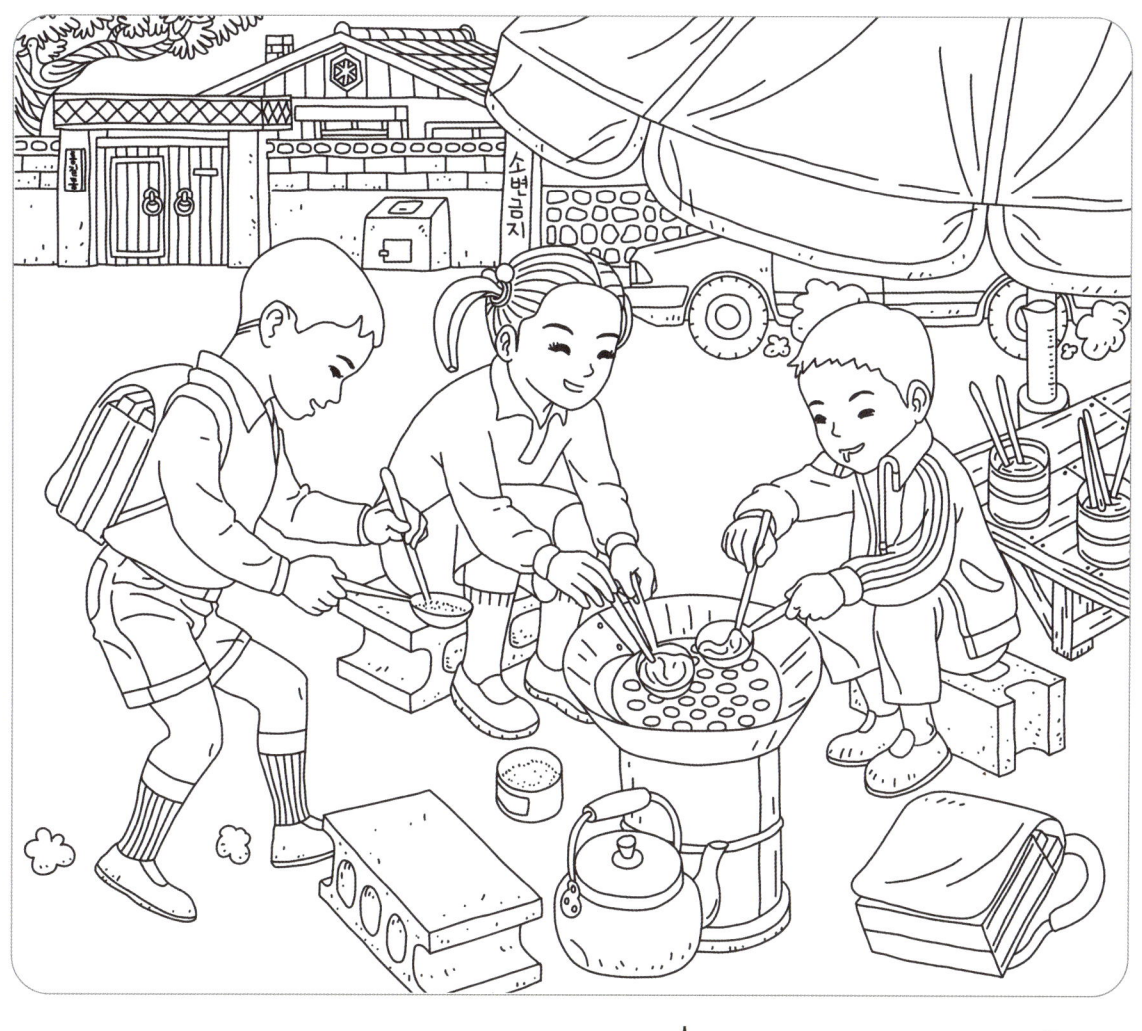

숨은 그림: 오리   메스실린더   장갑   바늘   바나나   초승달   지팡이

🍎 연필로 그린 ○를 지우고 그림을 자유롭게 색칠해 보세요.

☑ 어린 시절에 어떤 간식을 즐겨 먹었나요? 간식 이름을 적어 보세요.

67

정답

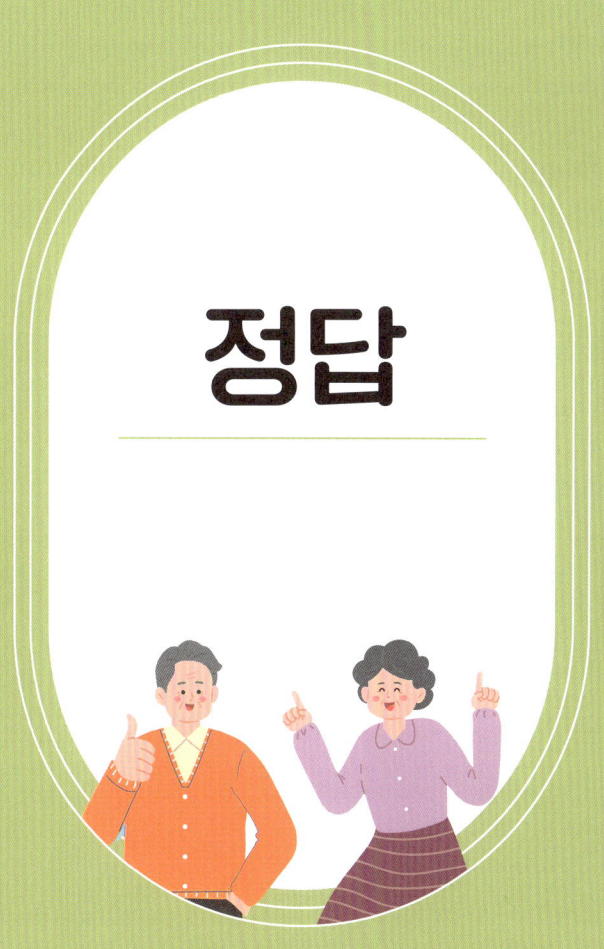

12쪽

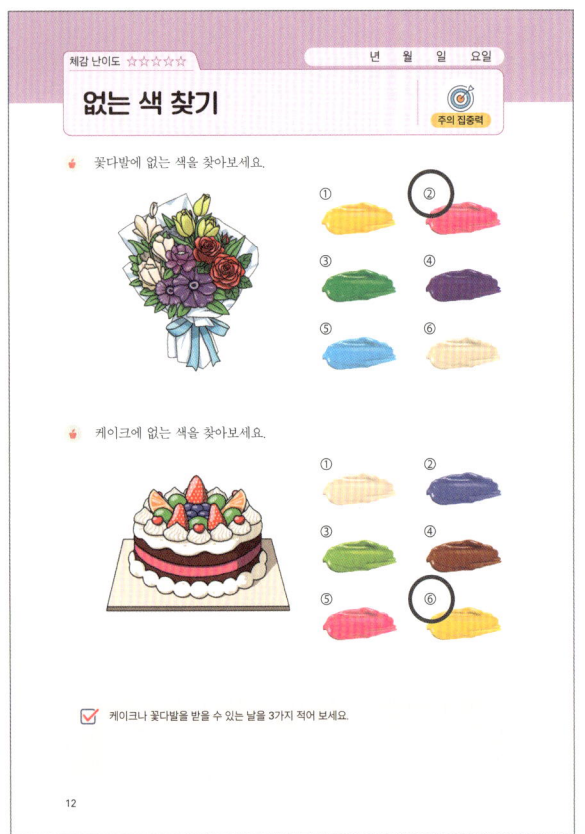

13쪽

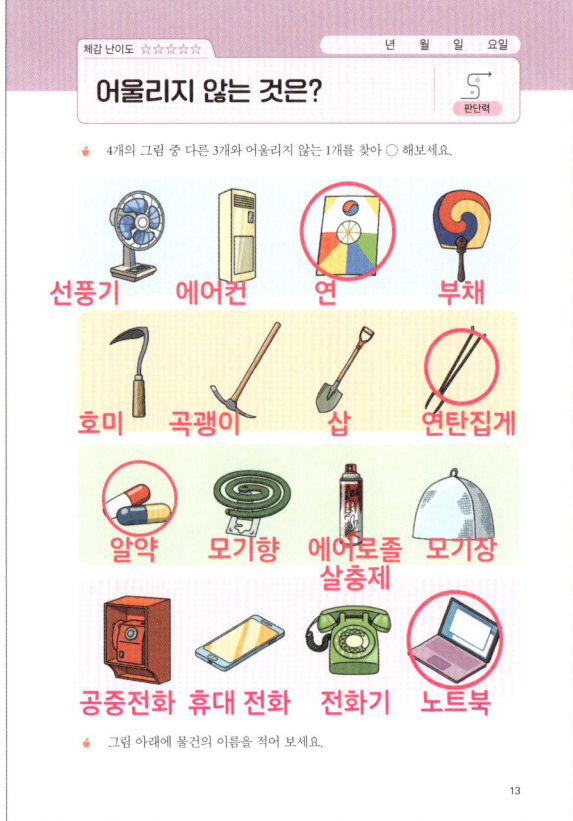

14쪽

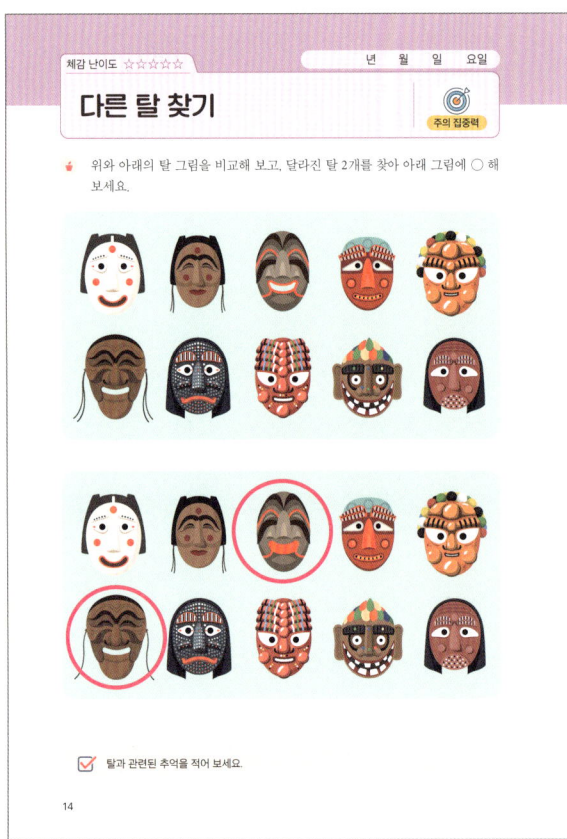

15쪽

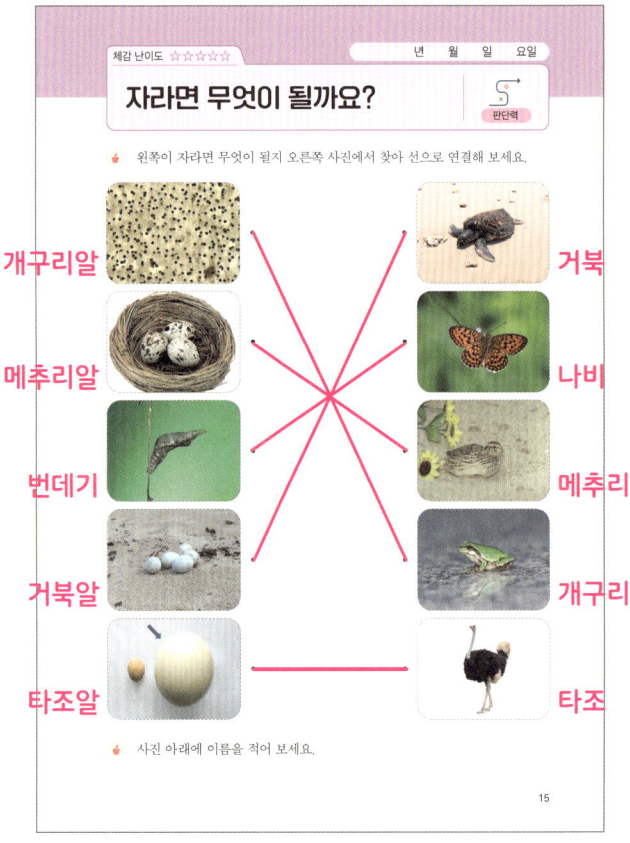

16쪽

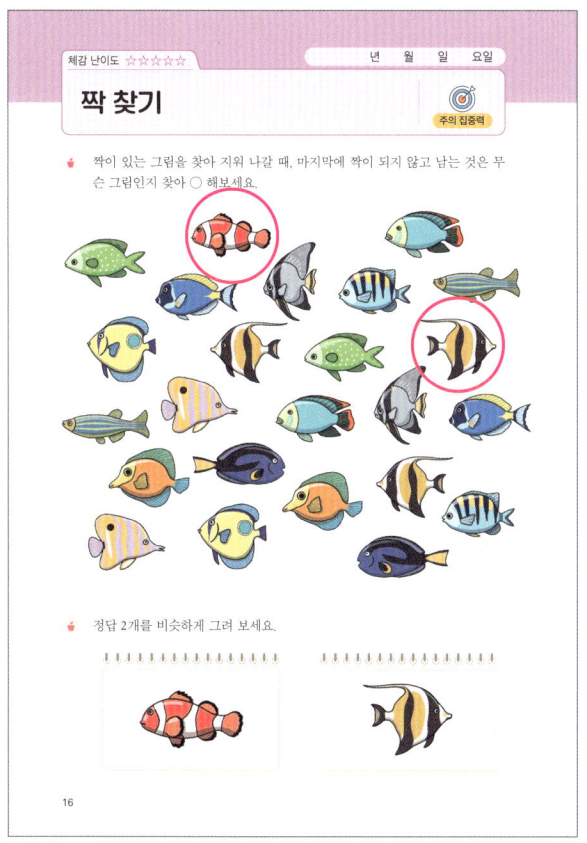

17쪽

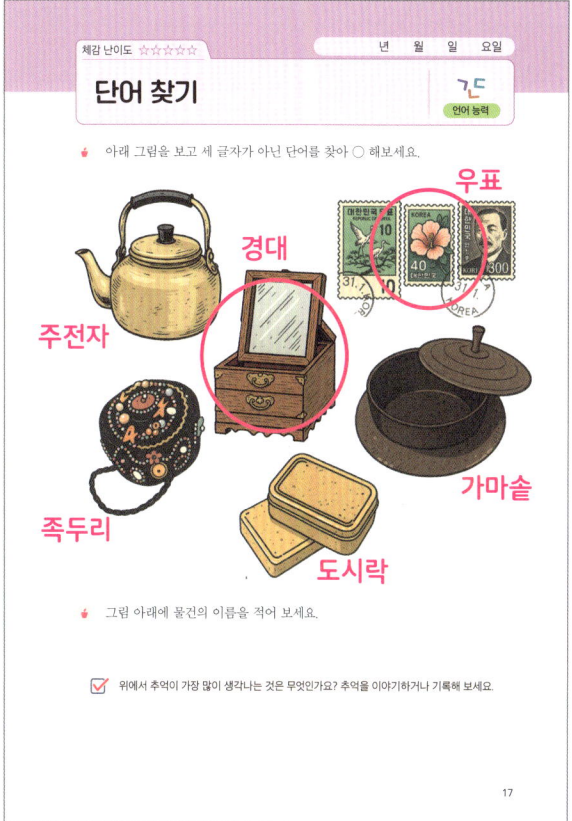

18쪽

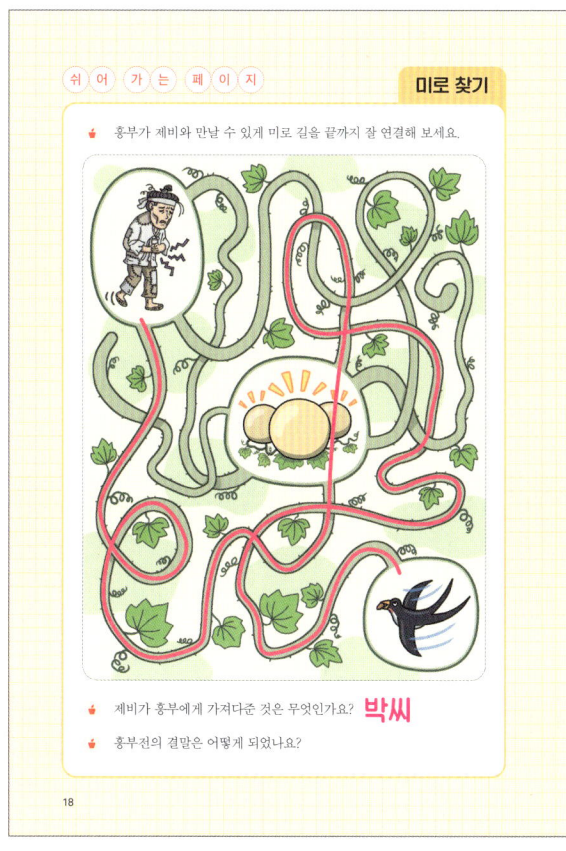

19쪽

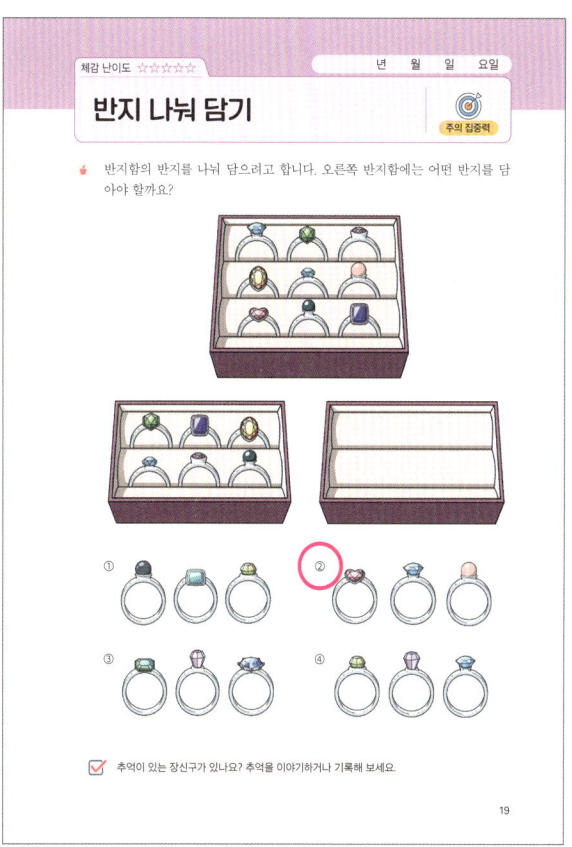

20쪽

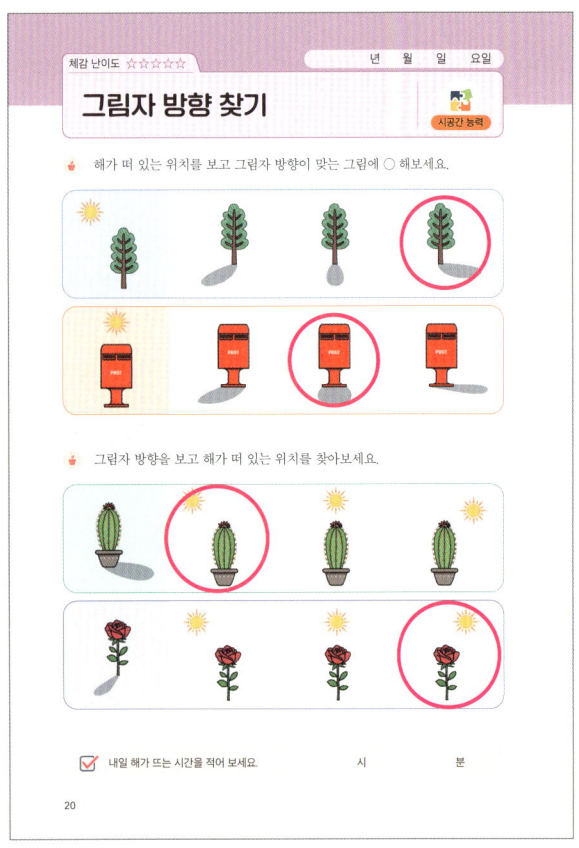

21쪽

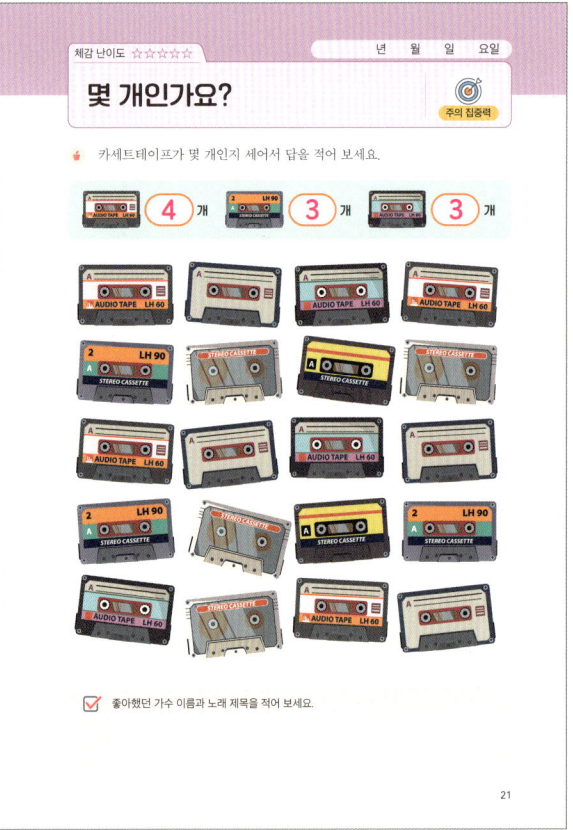

22쪽

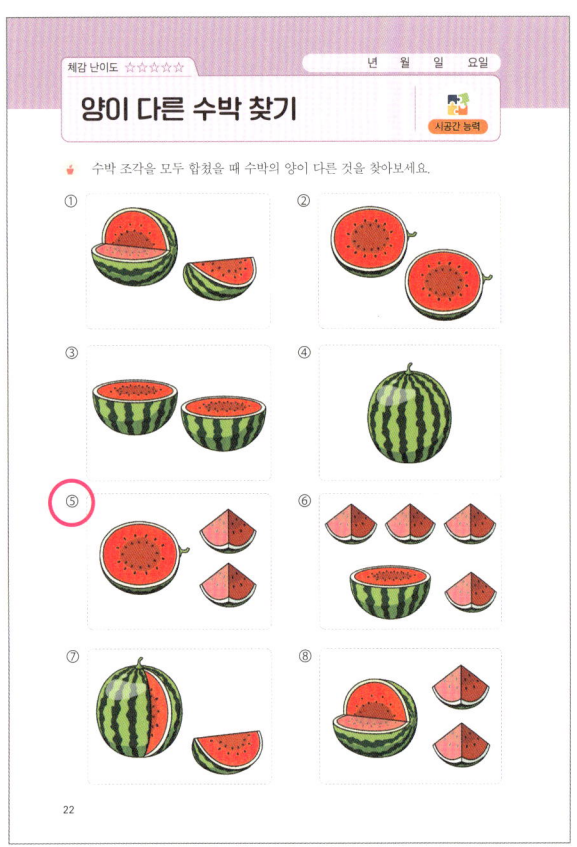

23쪽

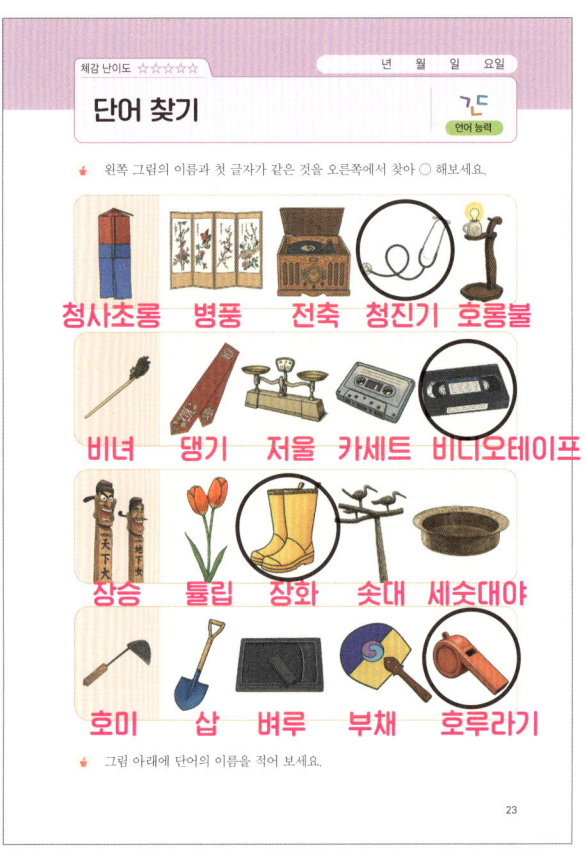

24쪽
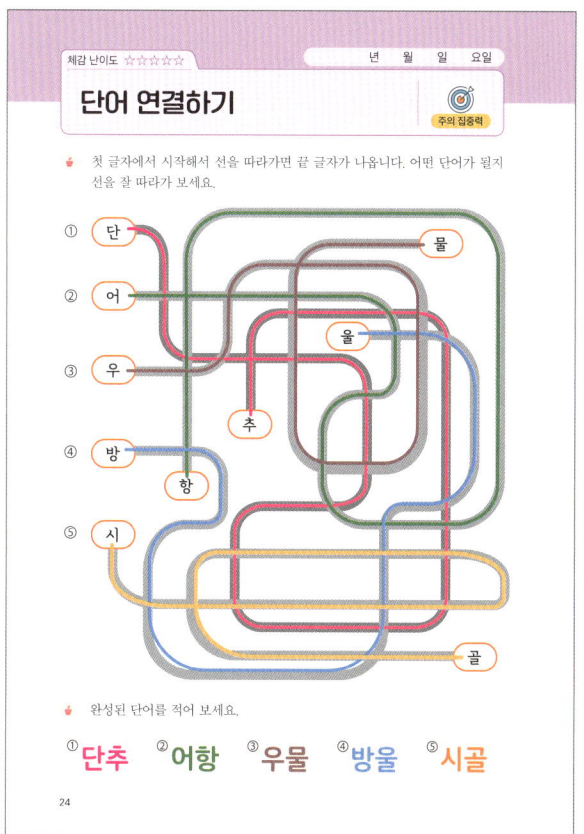

25쪽
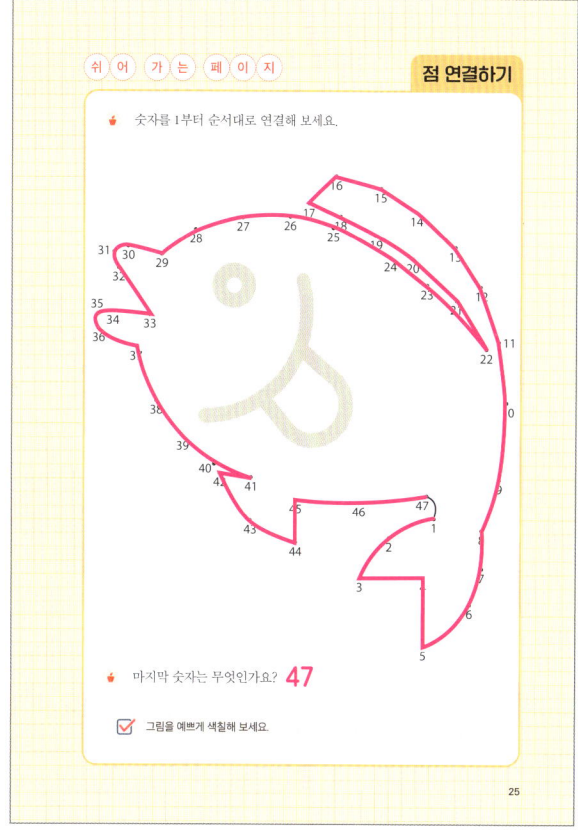

26쪽
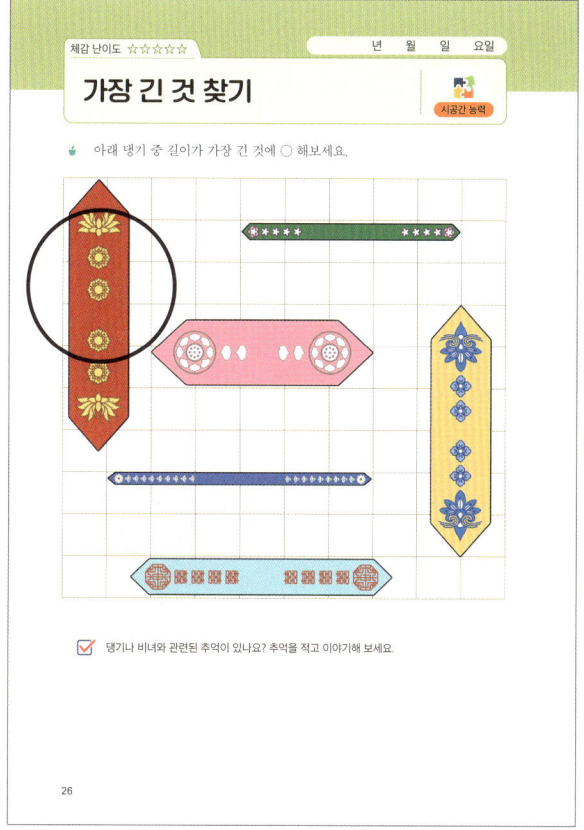

27쪽
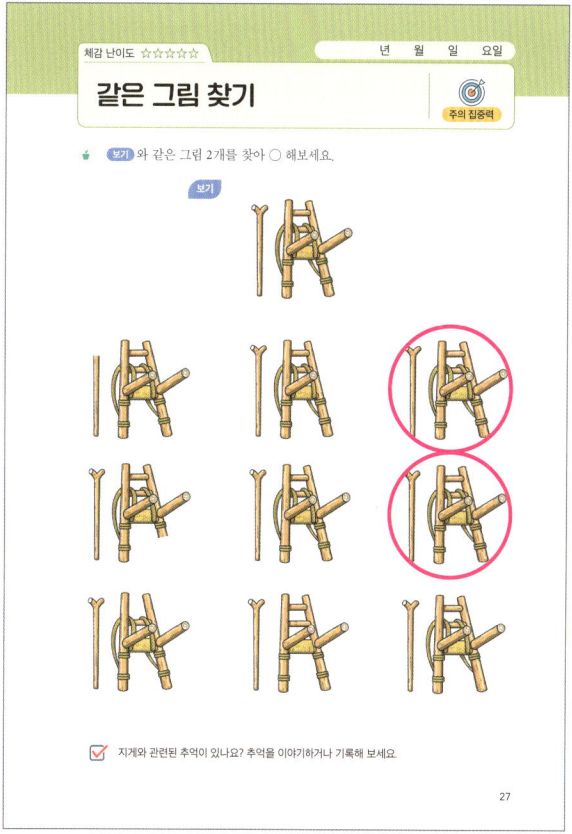

28쪽

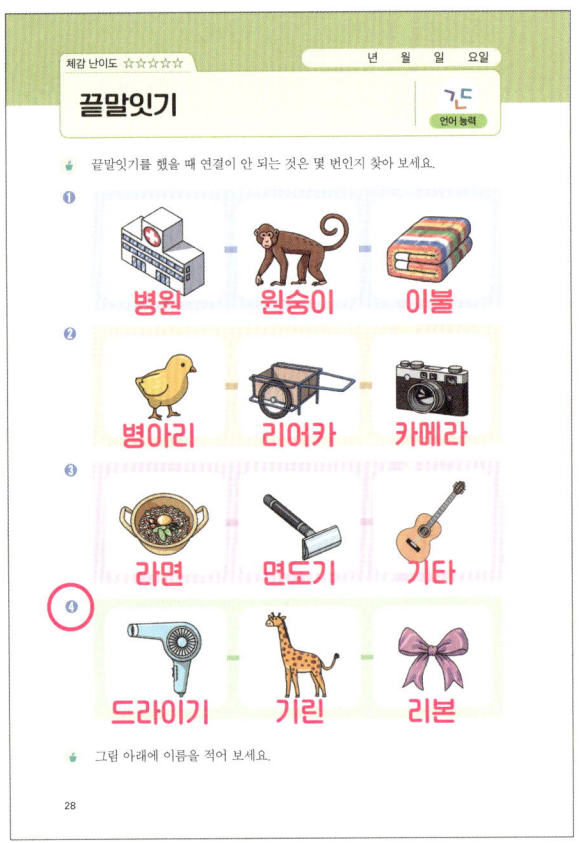

29쪽

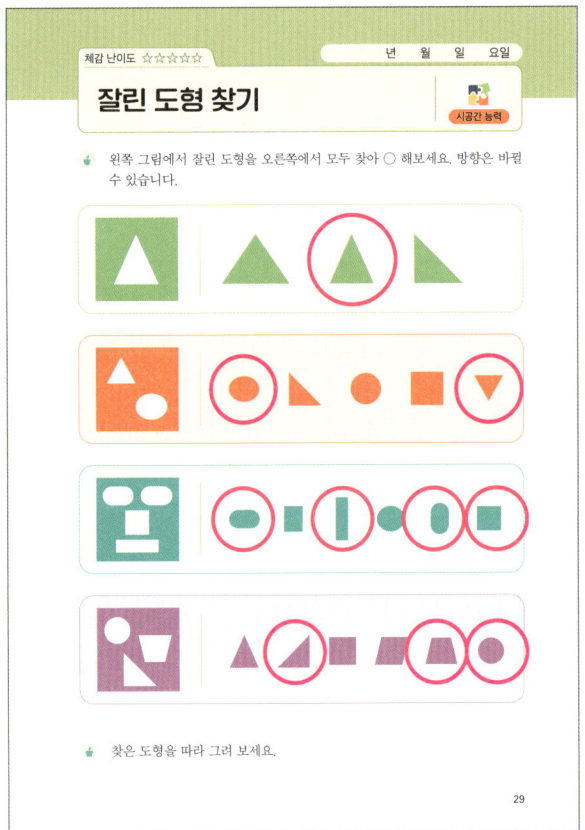

30쪽

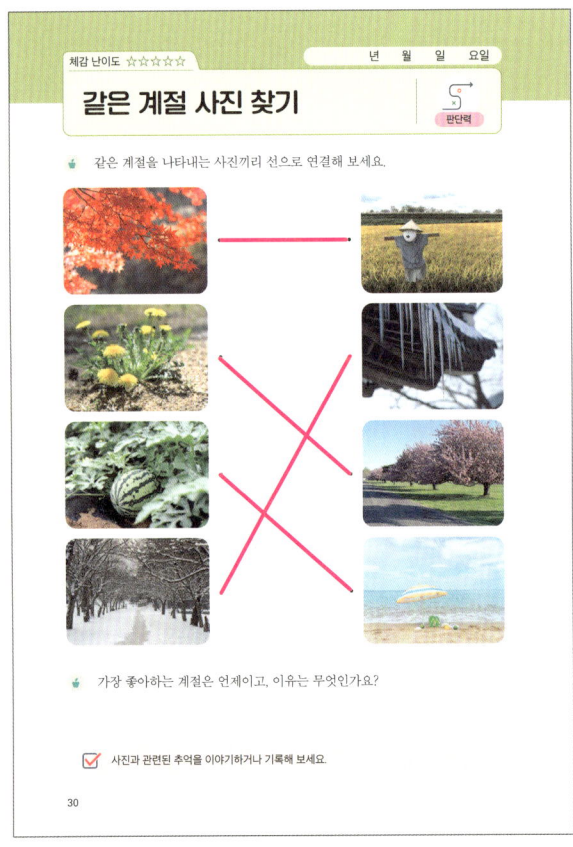

31쪽

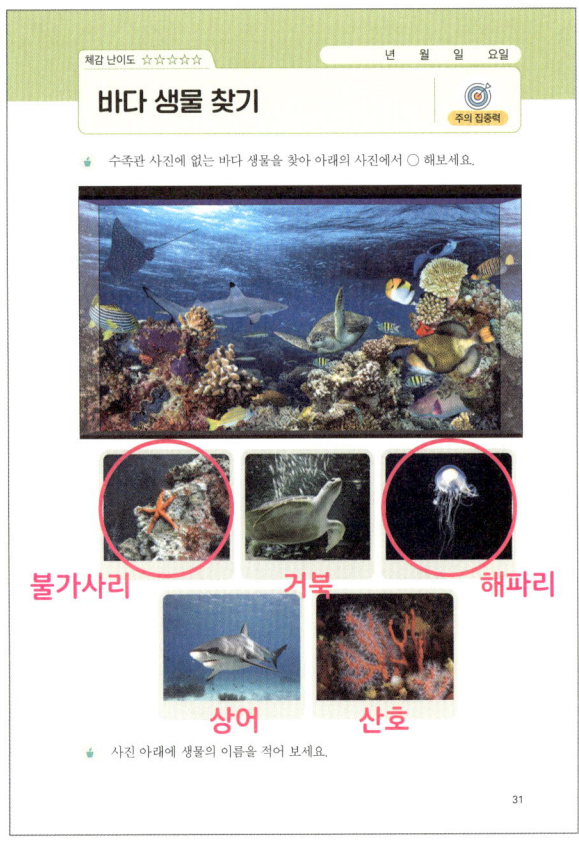

32쪽

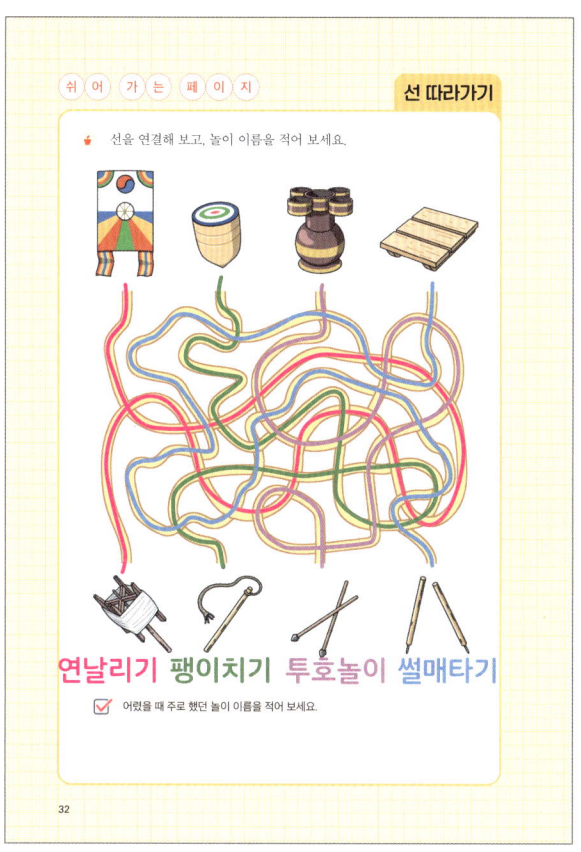

33쪽

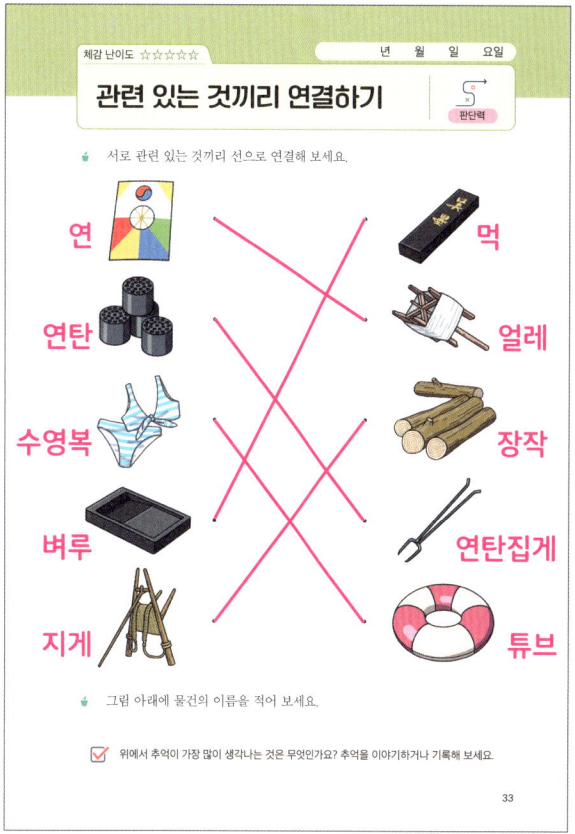

34쪽

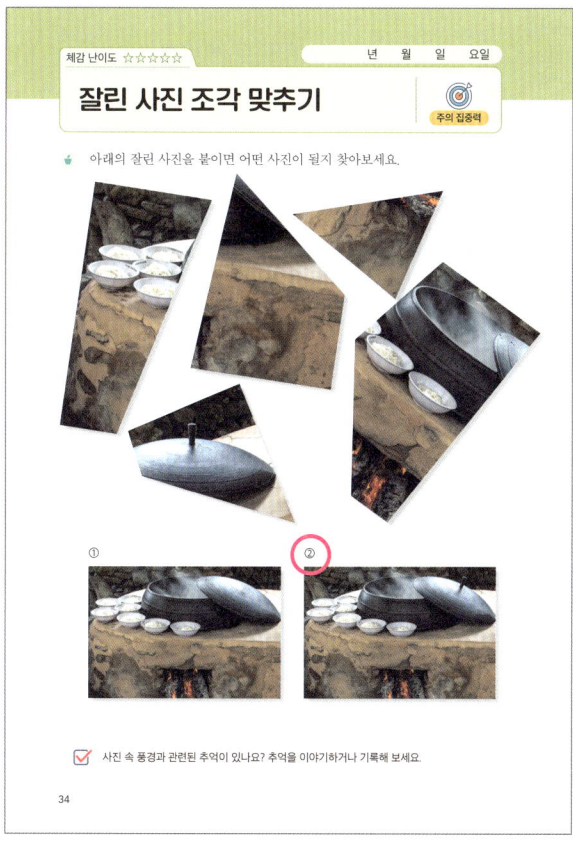

35쪽

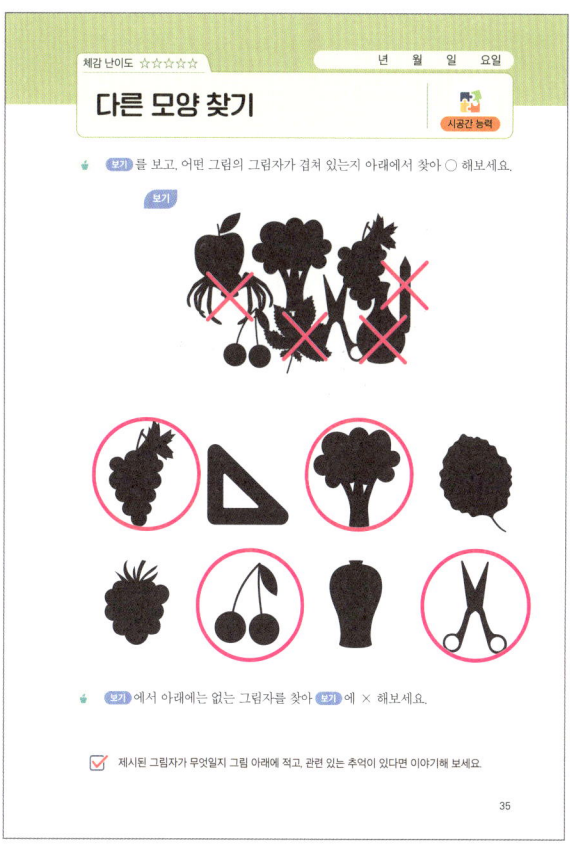

36쪽

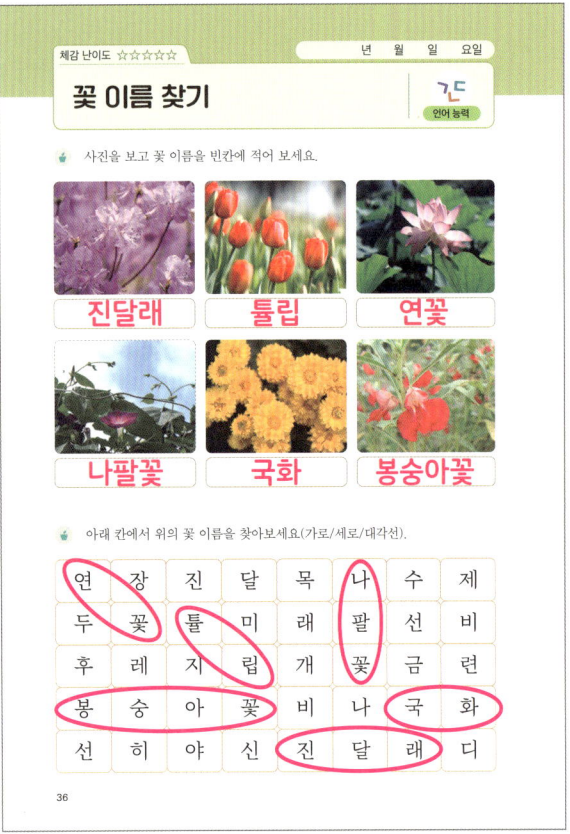

37쪽

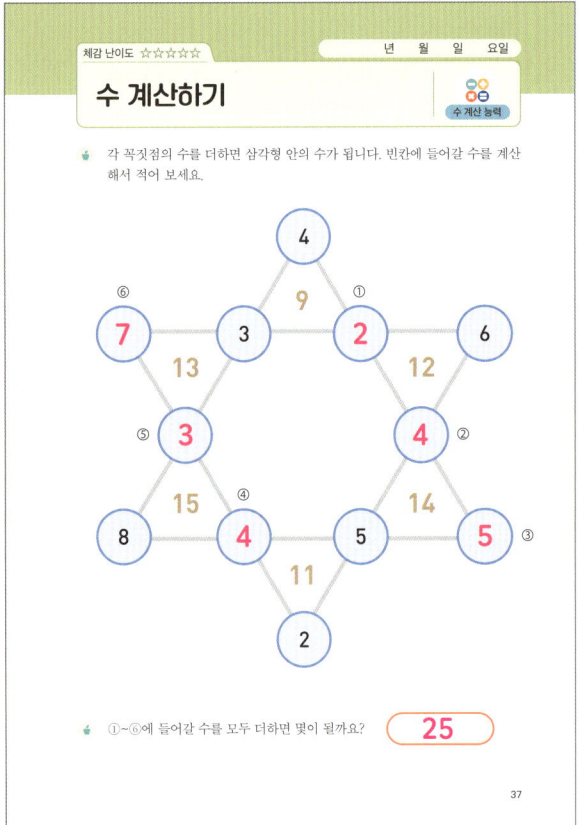

39쪽

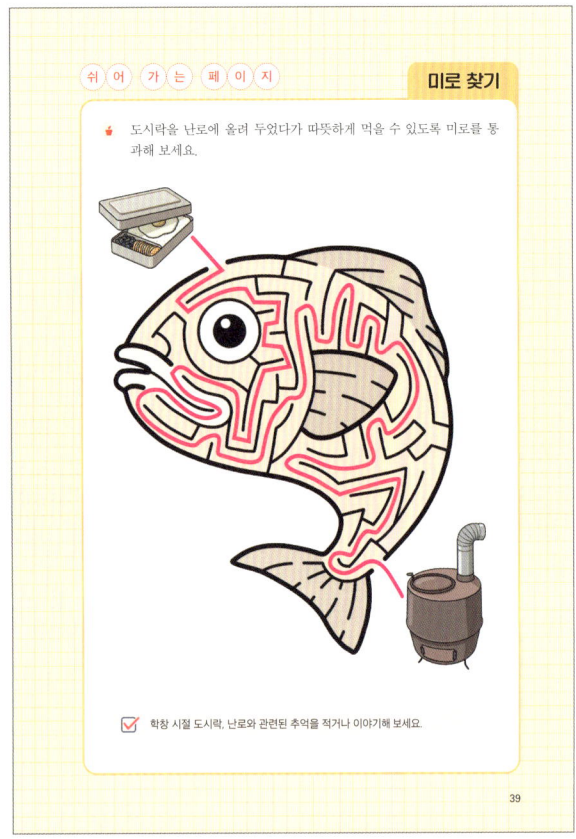

40쪽

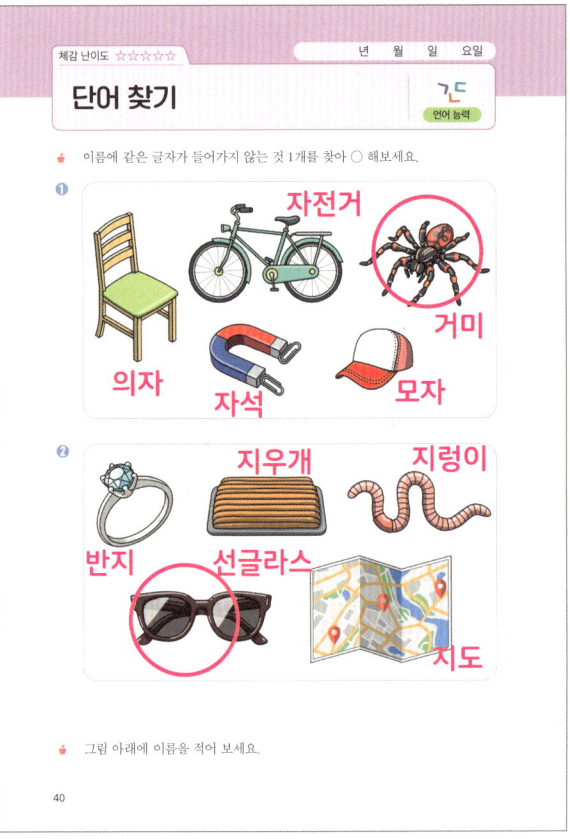

41쪽

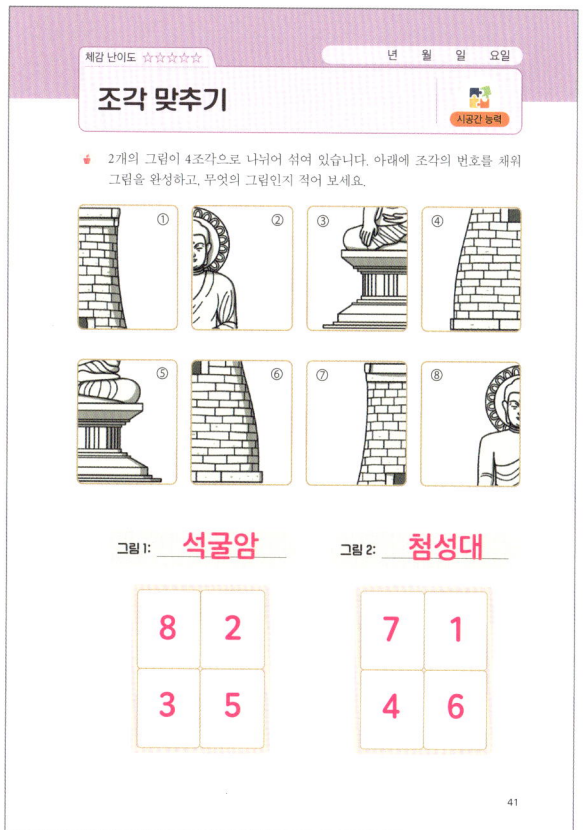

42쪽

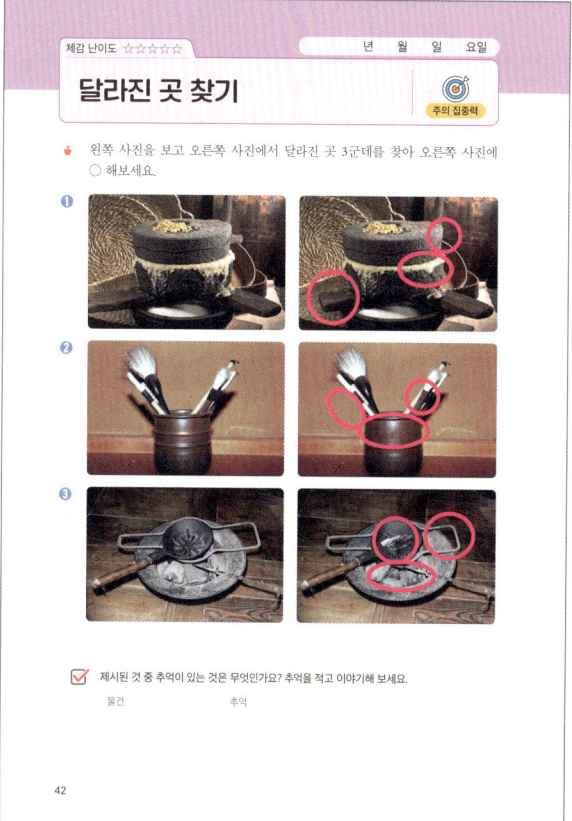

43쪽

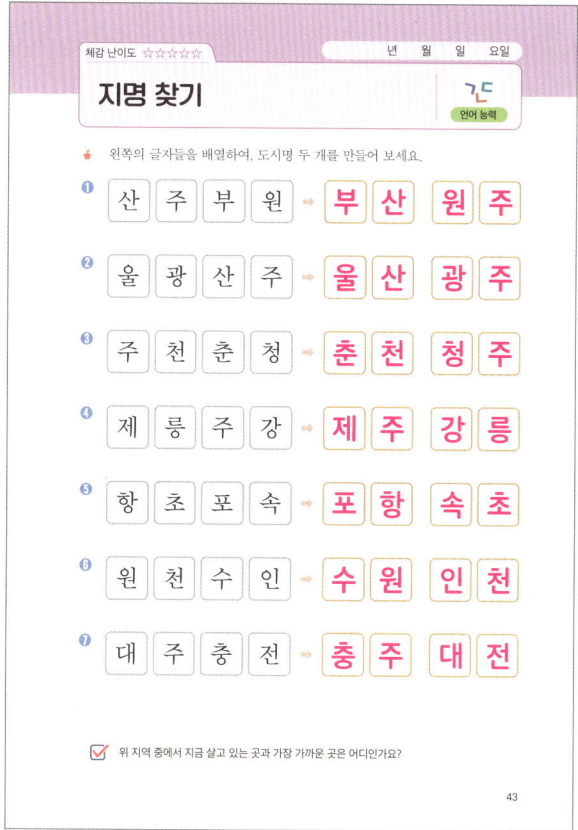

44쪽

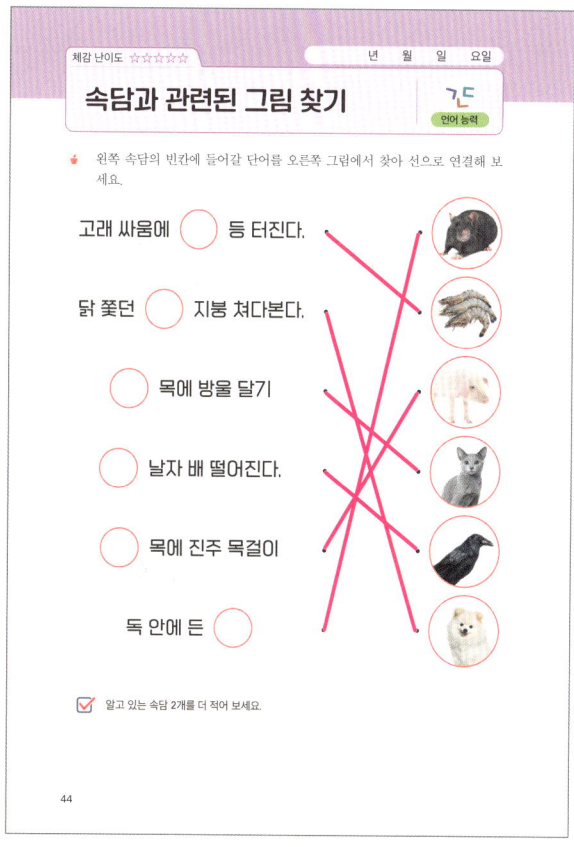

45쪽

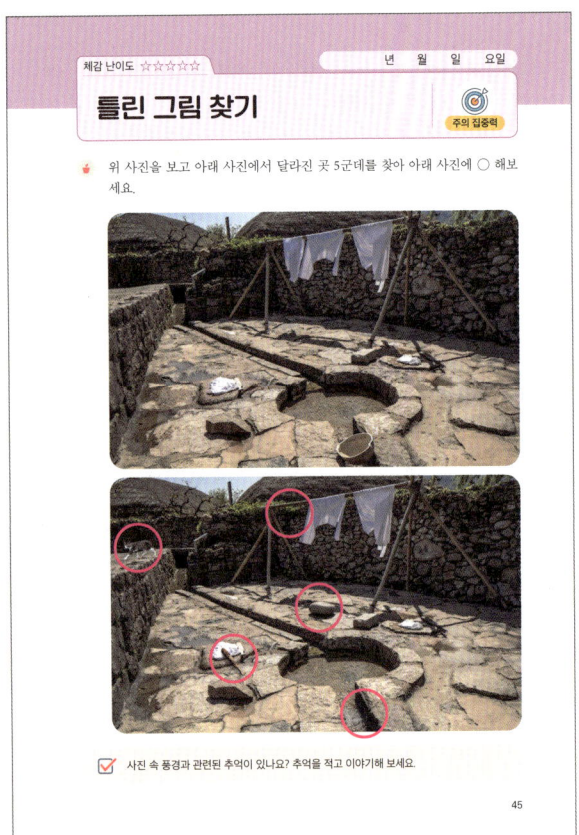

46쪽

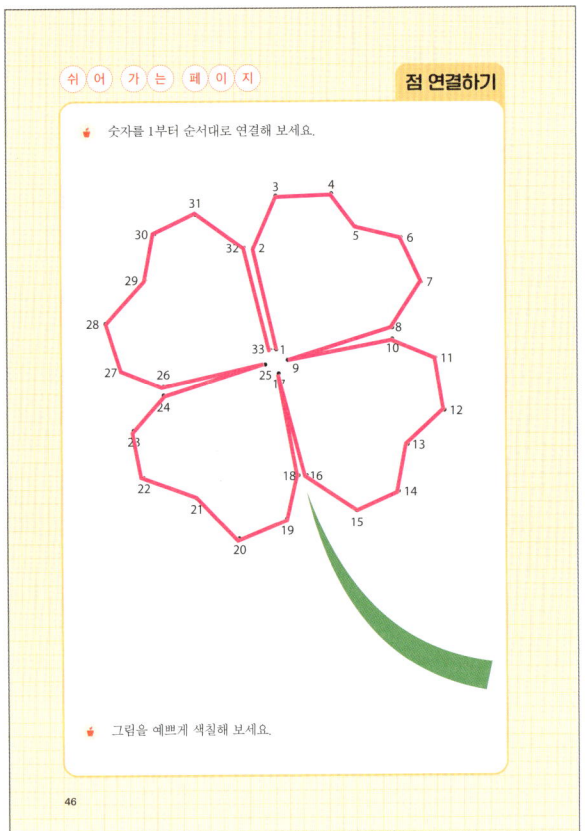

47쪽

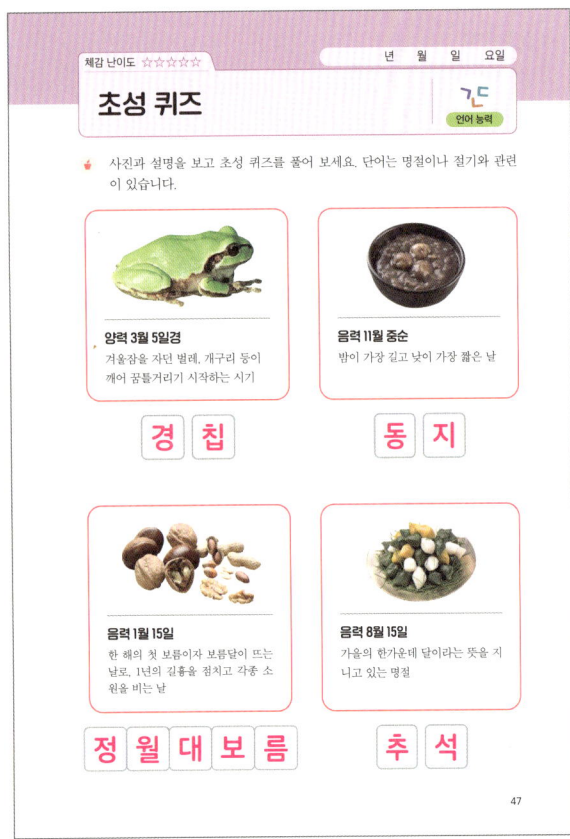

48쪽

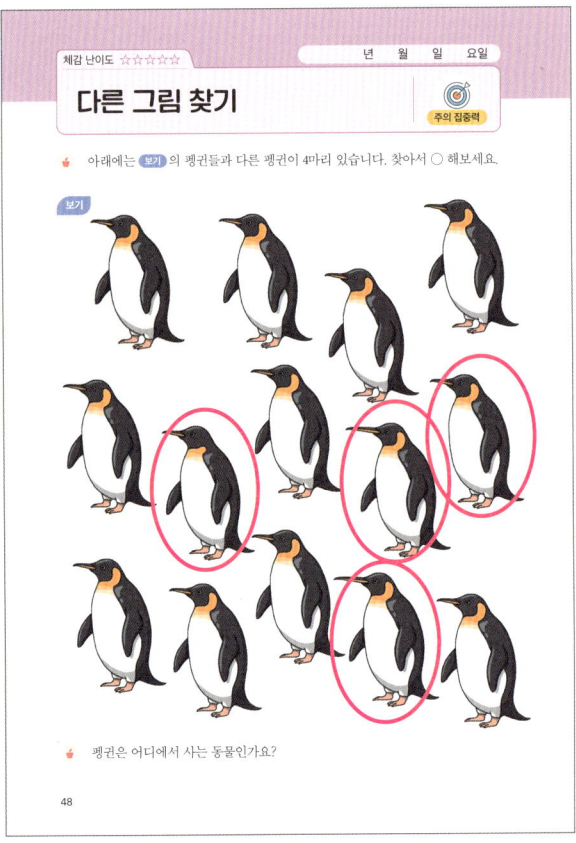

49쪽

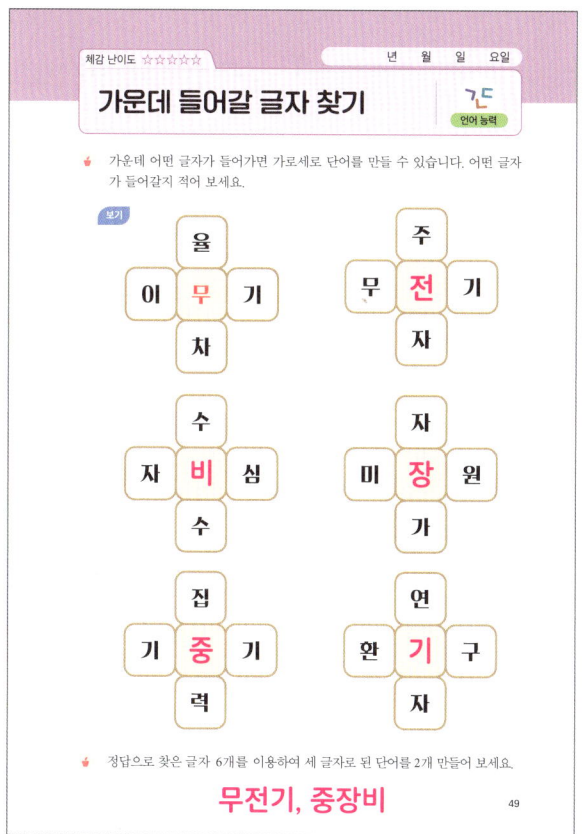

무전기, 중장비

50쪽

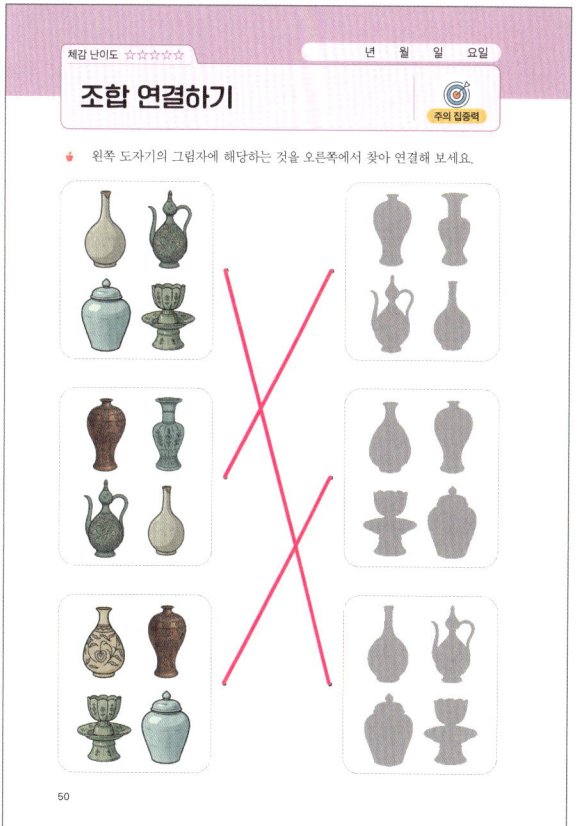

51쪽

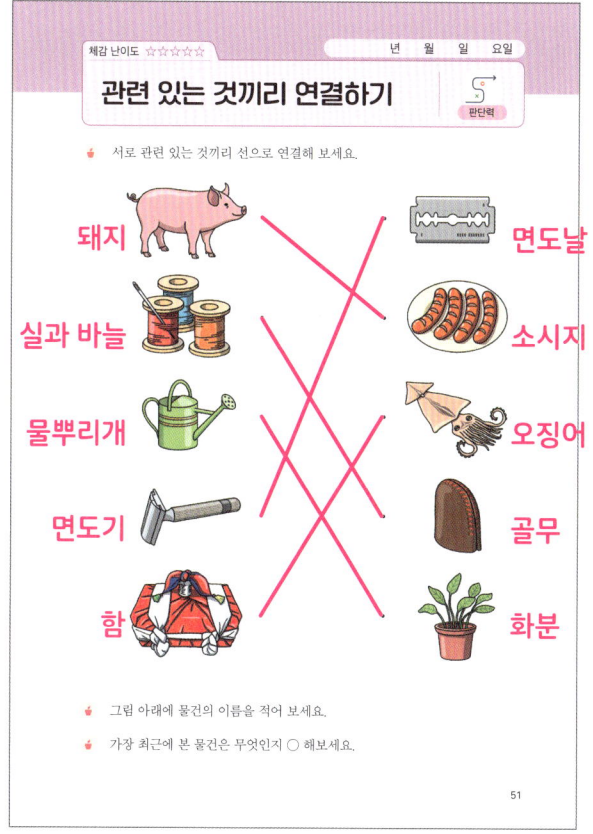

52쪽

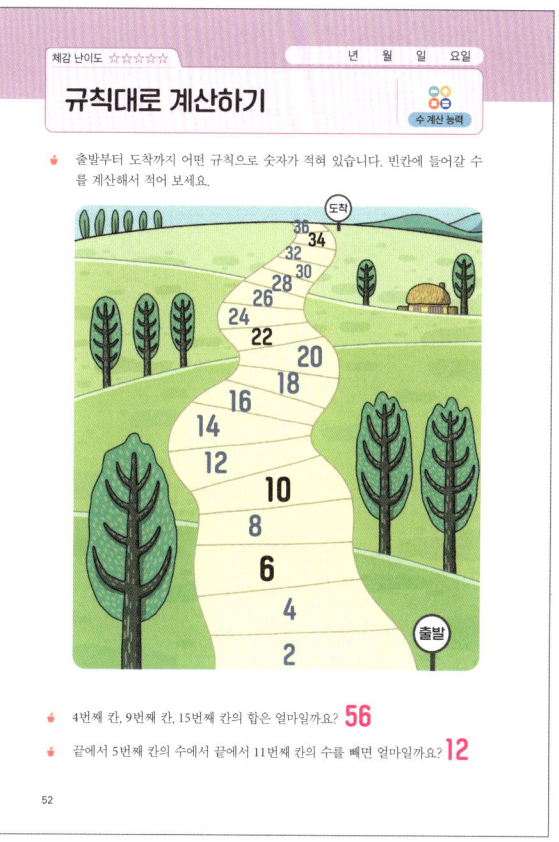

56

12

53쪽

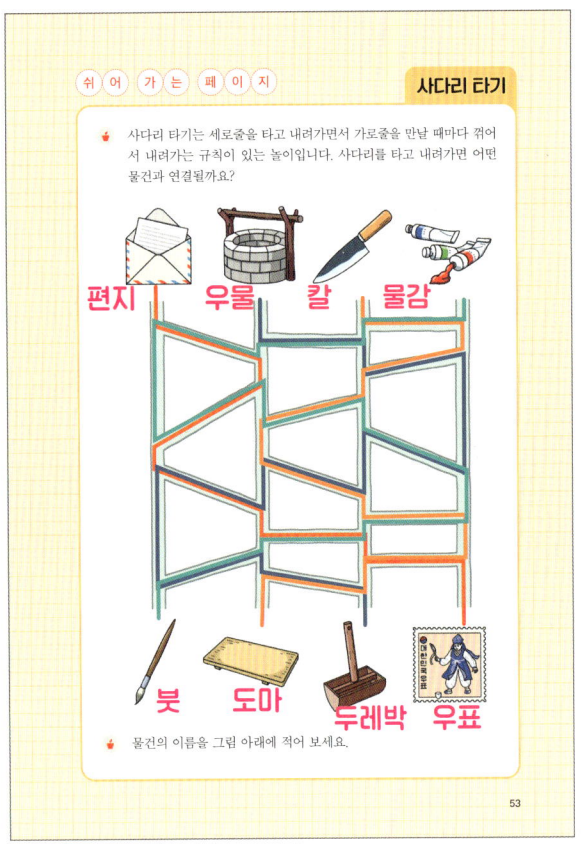

54쪽

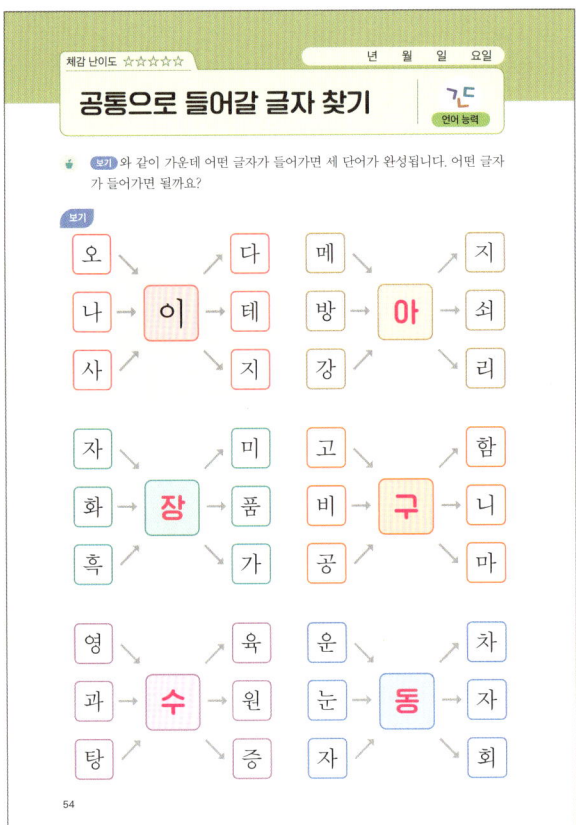

55쪽

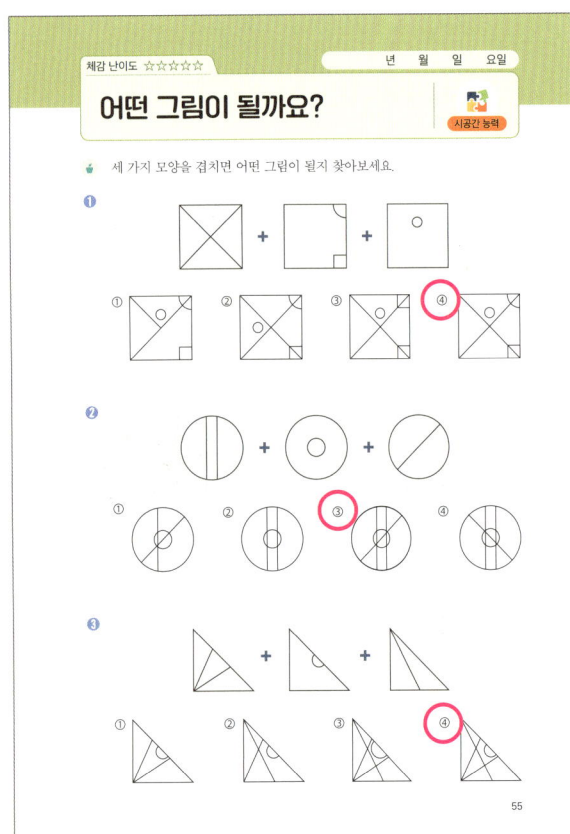

56쪽

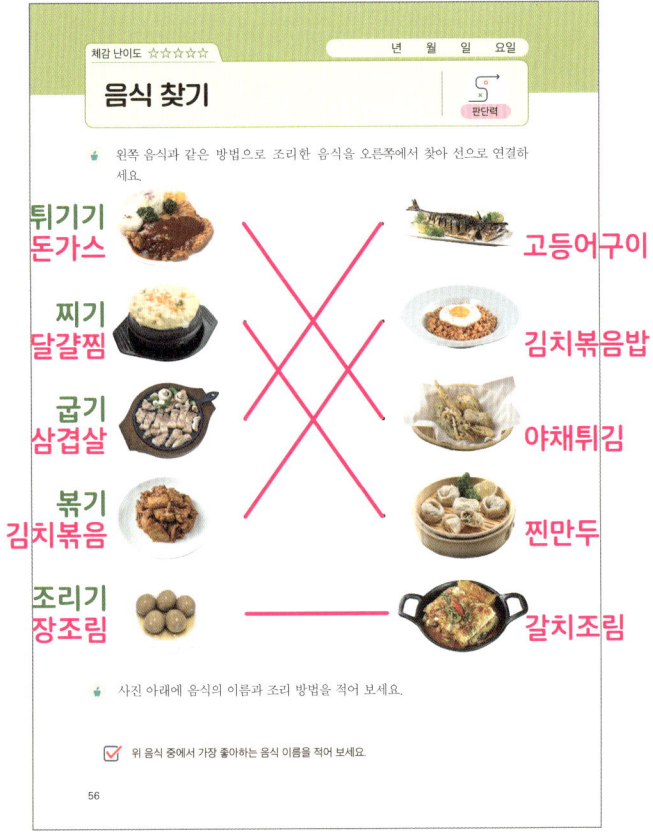

57쪽

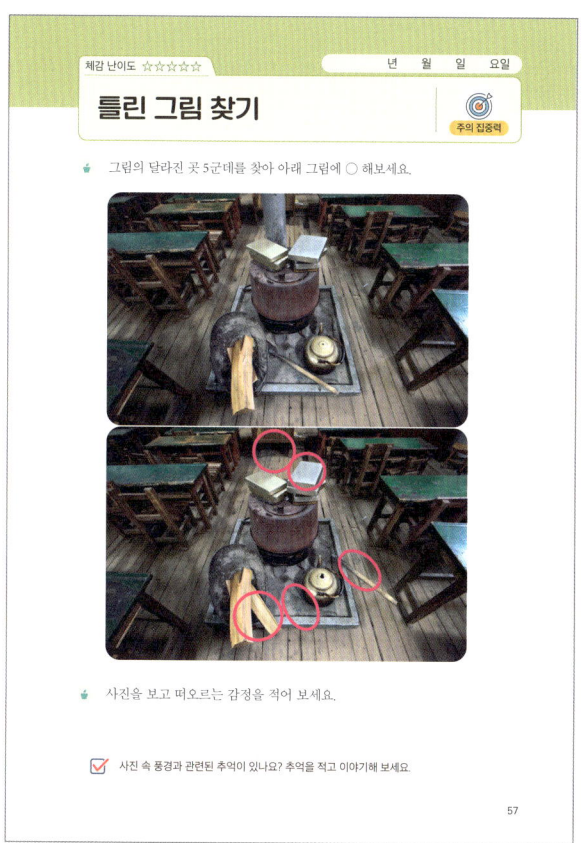

58쪽

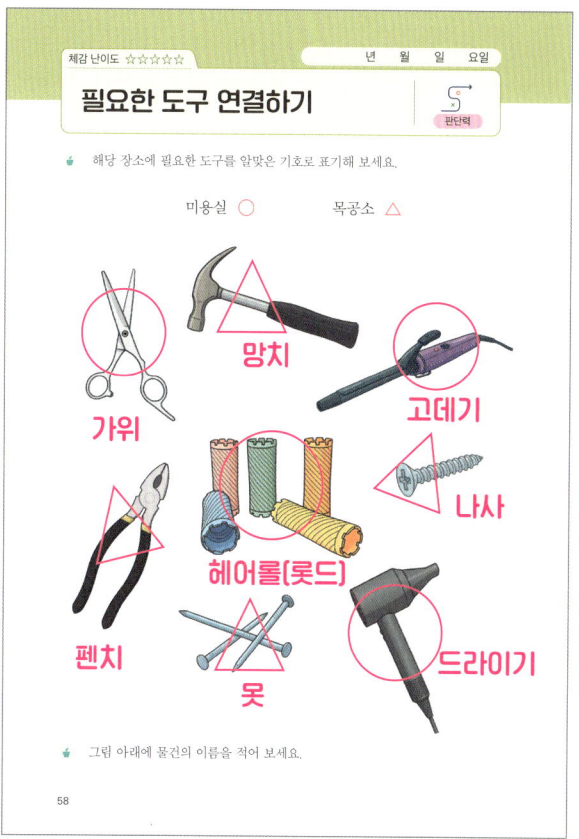

59쪽

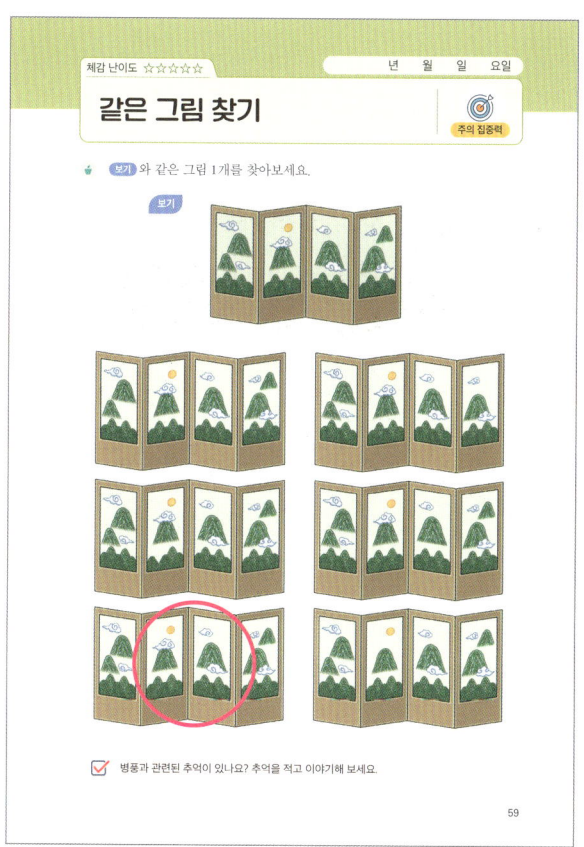

60쪽

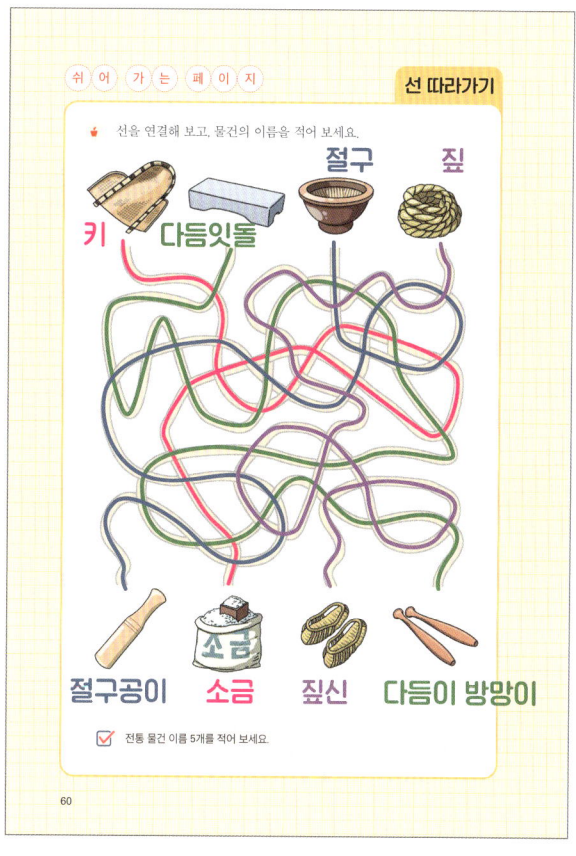

61쪽

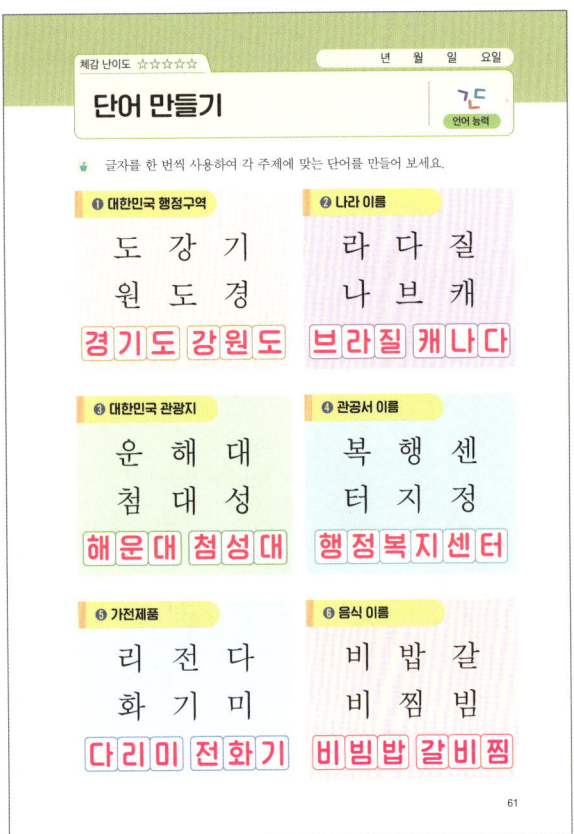

62쪽

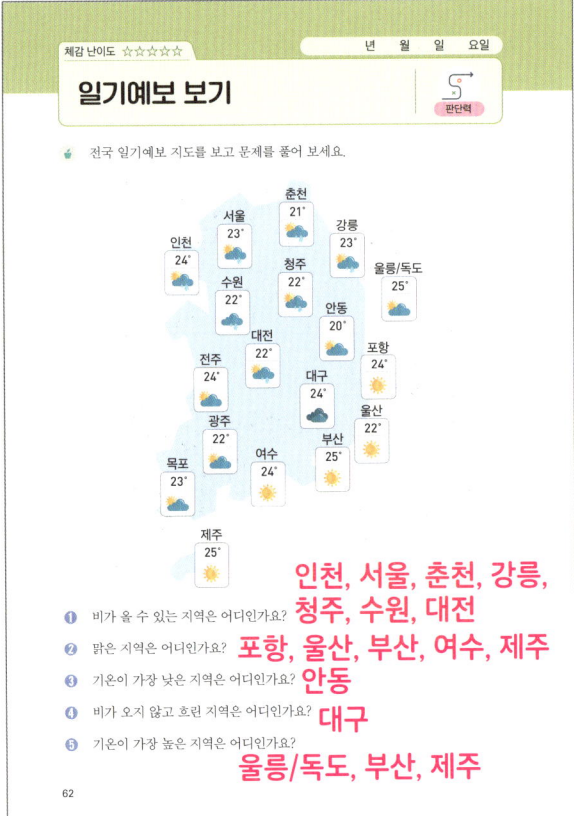

63쪽

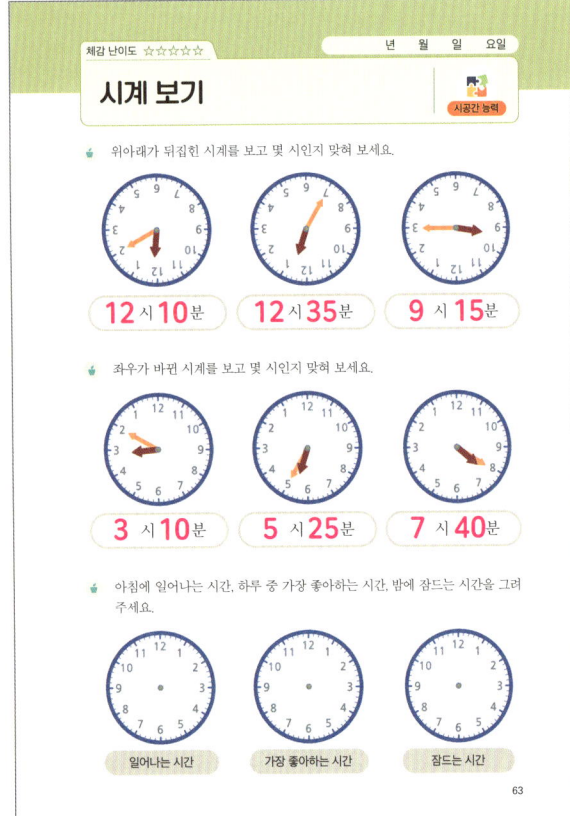

64쪽

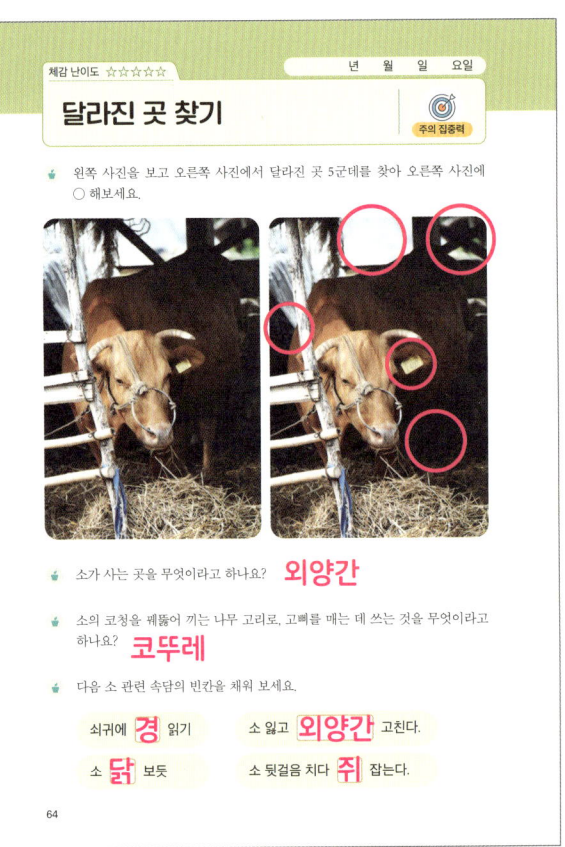

65쪽

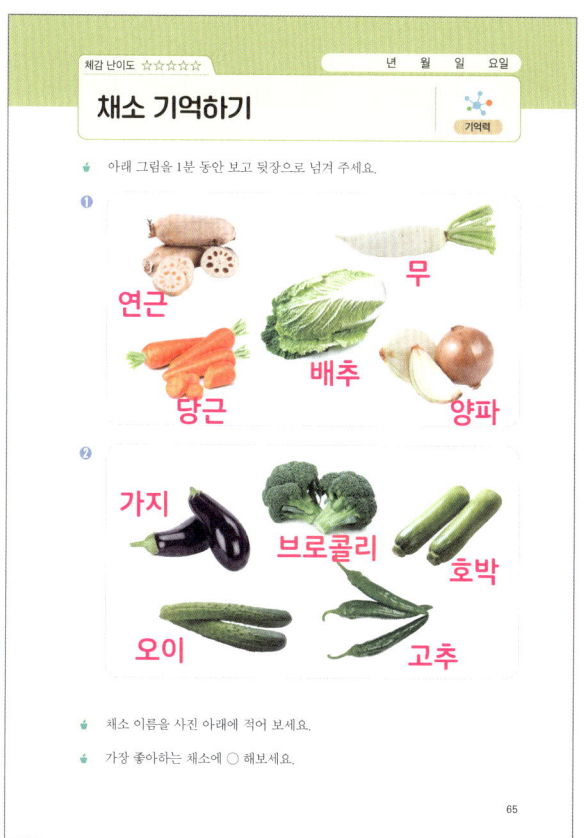

66쪽

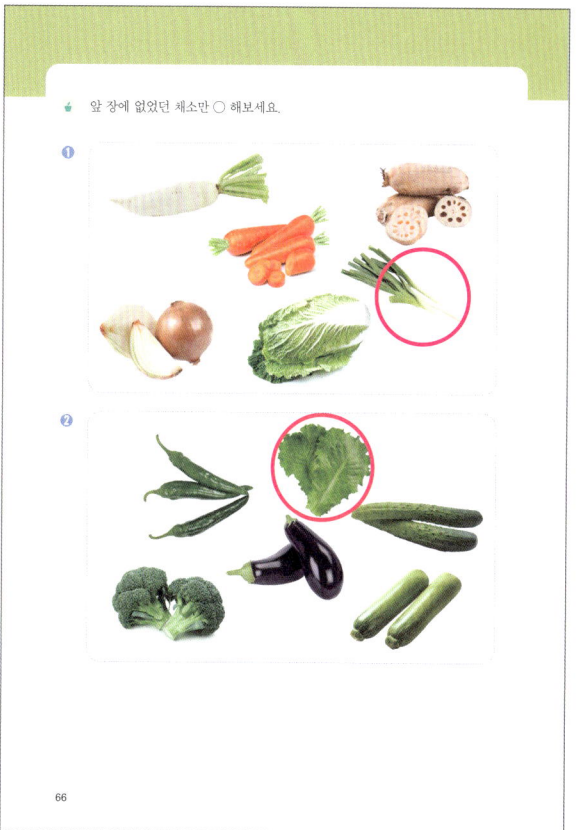

67쪽

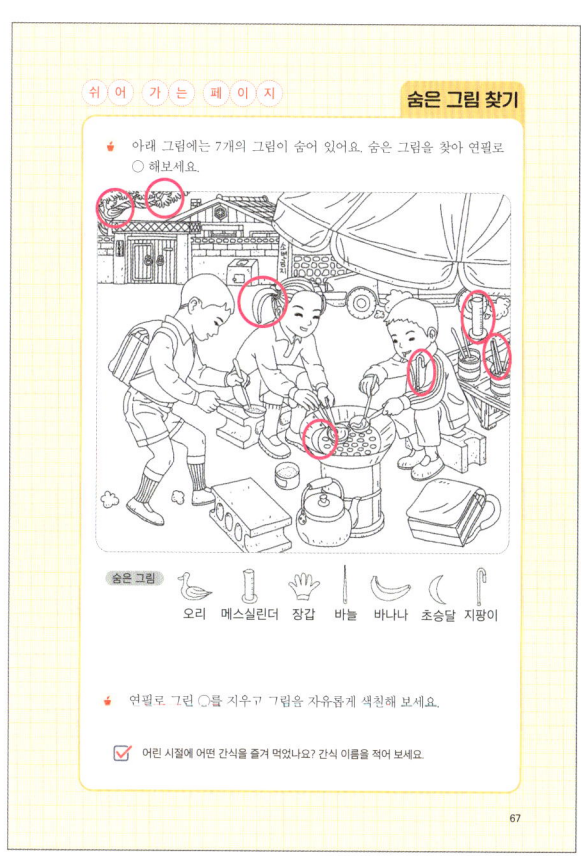

윤소영

건국대학교 교육대학원에서 학습·진로컨설팅 및 평가과정을 공부했다. 현재 (주)한국실버교육협회 대표이사, (주)하자교육연구소 대표이사, 하자교육컨설팅 대표, 한국영상대학교 외래교수를 역임하고 있다. 전국에서 청소년, 성인, 노인 대상 강의 및 교육프로그램을 개발·시행하고 있으며, 노인용 교재, 교구 및 프로그램을 개발하여 보급하고 있다. 주요 저서로 『치매예방과 관리』, 『실버 인지놀이 워크북』, 『실버인지 속담놀이 워크북』, 『추억 색칠하기+인지 워크북』, 『추억 색칠하기+인지 워크북: 추억놀이편』, 『추억 색칠하기+인지 워크북: 추억놀이편 플러스』, 『매일매일 재미있는 단어상식 & 어휘력 향상 두뇌운동 단어퀴즈 워크북』, 『부모 자서전』, 『추억의 퀴즈 테마 워크북』 등이 있다.